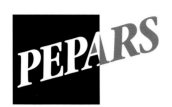

【ペパーズ】
編集企画にあたって…

　近年は下肢救済治療が形成外科医の関わる分野となり，フットケア外来で重症虚血肢，糖尿病や透析患者の足病変診療に携わる読者も多いことでしょう．フットケア外来で診療のイニシアチブをとる立場になると，爪，胼胝，鶏眼などのトラブルについて看護師や患者から相談されることも自然と多くなります．フットケア外来を運用するためには虚血や感染，創傷の知識のみならず，爪白癬，爪甲変形，爪の腫瘍性病変，また疣贅，胼胝と鶏眼などの診断から治療，日常的なケアまで幅広く知っておくことが必要です．

　今回の企画では豊富な臨床経験を持った皮膚科領域の先生方に多く執筆をお願いしました．先生方が丁寧にご執筆くださったおかげで，フットケア外来において必要な知識を整理し日々の診療にすぐに生かすことができる内容になっています．企画に際し貴重なアドバイスとご協力をいただきました爪と皮膚の診療所の山口健一院長と日々ご多用の中ご執筆をいただきました先生方ならびに企画の編集をご依頼いただきました編集主幹の先生方に心より御礼申し上げます．

　下肢難治性潰瘍，糖尿病足病変，重症虚血肢も爪の感染，胼胝下潰瘍を契機に悪化するものが少なくありません．本企画が全国のフットケア外来の一助となり，一本でも多くの足を切断から守ることにつながるよう祈っています．

2019 年 1 月

菊池　守

KEY WORDS INDEX

和 文

─ あ 行 ─
足変形　80
趾ブロック　35
アセスメント　1
いぼ剝ぎ法　57
NaOH 法　35
鬼塚法　35

─ か 行 ─
看護師　74
関節可動域制限　80
陥入爪　24,35,47,64
靴　1
鶏眼　64,74
外科的療法　24
黒色爪　16
児島法　35
コンビペッド®　47

─ さ 行 ─
腫瘍　16
神経障害　1
3TO-VHO 法　47
生検　16
爪甲変形　24
爪母　16
足関節背屈角低下　64
足底表皮様囊腫　57
足底負荷量　80
足底疣贅　57
足部の変形　1

─ た 行 ─
体幹筋力低下　64
爪　16
爪白癬　8
凍結療法　57

糖尿病性足病変　74
糖尿病性壊疽　8

─ は 行 ─
ビタミン D_3　57
フェノール法　35
フットケア　74
フットケアのリスク　1
部分抜爪　35
胼胝　64,74,80
保存的療法　24

─ ま 行 ─
巻き爪　24,47
末梢動脈疾患　1
ミルメシア　57
免荷　80

欧 文

─ A〜C ─
ADL　8
assessment　1
biopsy　16
callus　74,80
clavus　64
COMBIped®　47
conservative treatment　24
corns　74
cryotherapy　57

─ D・F ─
diabetes foot　74
diabetic gangrene　8
digital nerve block　35
foot care　74
foot deformity　1,80
foot plantar force　80
footwear　1

─ I・K ─
incurvated nail　24,47
ingrown nail　24,35,47,64
Kojima's method for ingrown nail　35

─ L〜N ─
limited range of motion of an ankle　64
melanonychia　16
myrmecia　57
nail　16
nail deformity　24
nail matrix　16
nail matrix phenolization　35
NaOH method　35
neuropathy　1
nurse　74

─ O・P ─
offloading　80
Onizuka's method for ingrown nail　35
partial removal of the nail plate　35
peripheral artery disease：PAD　1
plantar epidermoid cyst　57
plantar wart　57

─ R・S ─
range of motion　80
risks of footcare　1
surgical peeling method for wart　57
surgical treatment　24

─ T・V ─
tinea unguium　8
trunk muscle weakness　64
tumor　16
tylosis　64
vitamin D_3　57

─ 数字 ─
3 Teilige Orthonyrie-Spange -Virtuose Humane Orthonyxie　47

WRITERS FILE

ライターズファイル（五十音順）

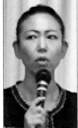

石橋理津子
（いしばし りつこ）

2006年	社会医療法人天神会新古賀病院にて九州初の足専門外来を佐賀医科大形成外科と共同設立（ASHEプロジェクト）
2009年	福岡県南実践フットケア研究会を聖マリア病院，久留米医大と共同設立
2009年	日本フットケア学会認定フットケア指導士取得
同年	日本静脈学会認定弾性ストッキングコンダクター取得
2012年	糖尿病重症化予防フットケア加算研修受講
2015年	日本下肢救済・足病学会認定足病認定師取得
2015年	日本フットケア学会秋季九州セミナー大会長
	・佐賀大学医学部形成外科，技術補佐員
	新古賀医院会病院フットケア外来，企画担当看護師
	コクラ病院南実践フットケア研究会理事
関連学会：・研究会	
日本フットケア学会評議員	
日本フットケア学会財務委員	
日本フットケア学会総務，渉外委員	
日本下肢救済・足病学会評議員	
日本下肢救済・足病学会九州沖縄地区理事	
福岡県南実践フットケア研究会理事	

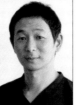

菊池　恭太
（きくち　きょうた）

2002年	北里大学卒業
	同大学病院整形外科
2006年	沖縄県立北部病院整形外科
2008年	北里大学病院整形外科，助教
	横浜総合病院整形外科
2010年	西横浜国際総合病院整形外科，医長
2011年	横浜総合病院整形外科 医長および同病院創傷ケアセンター
2016年	下北沢病院足病センター，センター長

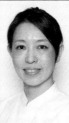

高山かおる
（たかやま　かおる）

1995年	山形大学卒業
1999年	東京医科歯科大学皮膚科大学院修了
	同，医員
2000年	済生会川口病院皮膚科
2002年	中野総合病院皮膚科
2003年	同，医員
2004年	秀和綜合病院皮膚科，医長
2006年	東京医科歯科大学皮膚科，助手
2008年	同，講師
2015年	済生会川口総合病院皮膚科，主任部長

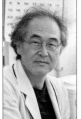

江川　清文
（えがわ　きよふみ）

1973年	長崎大学薬学部卒業
1980年	熊本大学医学部卒業
	熊本大学医学部皮膚科入局
1985年	癌研究会癌研究所ウイルス腫瘍部国内留学
1989年	ドイツ癌研究センター（DKFZ）留学（客員研究員）
	文部科学省在外研究員派遣（DKFZ）
2006年	熊本大学大学院医学薬学研究部，助教授（皮膚機能病態学分野）
2008年	国立療養所菊池恵楓園，副所長
2010年	東京慈恵医科大学，非常勤講師／北里大学，客員教授（至現在）
2012年	江川皮膚科クリニック，院長
2014年	天草皮ふ科・内科（至現在）
2015年	熊本大学医学部附属病院皮膚科（至現在）

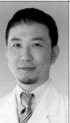

菊池　守
（きくち　まもる）

2000年	大阪大学卒業
	同大学形成外科入局
2003年	大阪船員保険病院形成外科
2006年	大阪大学医学部形成外科，助手
2007年	大阪大学医学部形成外科，助教
2011年	ベルギー，ゲント大学留学
2012年	米国ジョージタウン大学創傷治癒センター留学
2013年	佐賀大学医学部附属病院形成外科，講師
2015年	同，診療准教授
2016年	下北沢病院，病院長

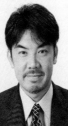

久道　勝也
（ひさみち　かつや）

1993年	獨協医科大学卒業
	順天堂大学皮膚科入局
2007年	ジョンズ・ホプキンス大学，客員助教授
2009年～	ヤンセンファーマ研究開発本部医学部長，アラガン社執行役員など
2016年	下北沢病院理事長（兼務）
2019年	ロート製薬，最高医学責任者
	日本皮膚科学会認定専門医，アメリカ皮膚科学会上級会員，アメリカ皮膚外科学会上級会員，AMED「再生医療実現拠点ネットワークプログラム」プログラムオフィサーなど

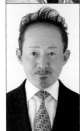

河合　修三
（かわい　しゅうぞう）

1985年	関西医科大学卒業
	同大学皮膚科入局
1986年	同，助手
1987年	倉敷中央病院皮膚科，医員
1992年	同，副医長
	関西医科大学皮膚科，助手
1996年	同大学皮膚科教室，医局長
	同，外来医長
1997年	同，講師，病棟医長
2003年	同，退職
	大阪府豊中市にて「皮フ科シュウゾー」開院
2018年	日本フットケア技術協会，会長

倉片　長門
（くらかた　ながと）

1990年	北里大学医学部卒業
1991年	日本大学皮膚科入局
1994年	駿河台日本大学病院皮膚科，医局長
1995年	倉片皮膚科医院（所沢市）
1997年	フスフレーゲ資格取得
2002年	フスウントシューインスティテュート，講師
2004年	医学博士号取得
	日本フットケア技術協会，副会長
2005年	スマイル皮膚科に改称
	同，院長（所沢市）
2014年	スマイル・まやクリニックに改称

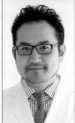

山口　健一
（やまぐち　けんいち）

2002年	東京医科大学卒業
	同大学形成外科入局
2006年	同，助教
2008年	川崎幸クリニック形成外科，部長
2010年	たちばな台クリニック形成外科，部長
2013年	足の診療所表参道
2016年	爪と皮膚の診療所形成外科・皮膚科開院

CONTENTS

爪・たこ・うおのめの診療

編集／下北沢病院院長　菊池　守

爪・胼胝・鶏眼治療を行う前のアセスメント……………………………菊池　守　**1**

爪，胼胝，鶏眼の治療を始める前には，末梢動脈疾患，神経障害，足部の変形をアセスメントすべきである．疾患ごとに評価すべきポイントと評価方法をまとめた．特に，末梢動脈疾患や糖尿病をもつ患者，透析患者などはハイリスクであり，リスク分類に従って適正な診療をすべきである．

爪白癬の治療指針……………………………………………高山かおる　**8**

爪白癬の治療選択肢はこの数年広がっている．積極的に治療を行い，感染経路を断つことはもちろんのこと，高齢になってからの肥厚爪による転倒や糖尿病性壊疽へと進展させないことが重要である．

爪診療における腫瘍性病変の診断と治療………………………久道勝也　**16**

爪腫瘍での爪母生検は爪の永続的変形をきたす，という恐れから治療者にとってハードルの高い診断手技である．しかし爪を変形させない，あるいは変形を最小限に抑える方法はある．本稿では主にその方法について述べた．

爪甲変形の診断と治療指針………………………………………山口健一　**24**

巻き爪・陥入爪の治療方針は様々なものがあり，施設により治療方針が大きく異なる．爪の形態と疾病の原因を考慮し，最適な方法を選択できるように爪のシンプルな形態分類を模索する．

陥入爪に対する私の外科的療法…………………………………山口健一　**35**

陥入爪手術においてシンプルで入院安静を必要とせず，長時間の手術枠を必要とすることのないフェノール法をさらに簡便化し，なおかつ良好な成績を収めているNaOH法を解説する．

爪の変形に対する非侵襲治療と保険適用でない治療…………………河合修三　**47**

陥入爪は，種々の治療法のメリット，デメリットを理解したうえで，爪の弯曲とオーバーネイルの有無に基づいて，非侵襲治療と手術の選択を行う．

◆編集顧問／栗原邦弘　中島龍夫
　　　　　百束比古　光嶋　勲
◆編集主幹／上田晃一　大慈弥裕之　小川　令

【ぺパーズ】
PEPARS No.146/2019.2◆目次

足底の疣贅の診断と治療………………………………………江川清文　**57**

尋常性疣贅，ミルメシアや色素性疣贅など，足底の疣贅の主な病型について解説
するとともに，胼胝（たこ）や鶏眼（うおのめ）との鑑別，汎用される疣贅治療法と
難治例に対する治療戦略ついて述べた．

鶏眼・胼胝とその他の皮膚病変の鑑別………………………倉片長門　**64**

筆者がこれまでに検討してきた鶏眼・胼胝の病型分類について，いくつかの鑑別
すべき疾患とともにまとめた．また，陥入爪と一部の鶏眼，胼胝の成因について
述べた．

胼胝・鶏眼に対する様々な器材とフットケア手技………………石橋理津子　**74**

胼胝・鶏眼ケアに使用する器材は数多く存在している．個々の特徴や使い方を知
ることで，より安全なケアを実施して欲しい．

足の特徴と胼胝のできる場所，その対策……………………菊池恭太　**80**

足の特徴と胼胝の発生部位におけるいくつかのパターンを紹介し，なぜ，そこに
胼胝ができるのかを足の形態や機能の面から説明する．
足の変形や機能制限が高度な症例の場合には，フットケアだけではなく，種々の
免荷法を行うことを検討することが必要である．

| ライターズファイル…………………………前付 3 |
| Key words index……………………………前付 2 |
| PEPARS　バックナンバー一覧……………96〜97 |
| PEPARS　次号予告………………………98 |

「PEPARS®」とは Perspective Essential Plastic
Aesthetic Reconstructive Surgery の頭文字よ
り構成される造語．

前付 5

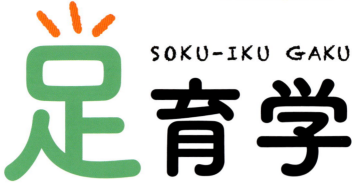

足育学 SOKU-IKU GAKU

新刊

外来でみる フットケア・フットヘルスウェア

編集：**高山かおる**　埼玉県済生会川口総合病院 主任部長
一般社団法人足育研究会 代表理事

2019年2月発行　B5判　274頁　定価（本体価格 7,000円＋税）

治療から運動による予防まで あらゆる角度から「足」を学べる足診療の決定版！

解剖や病理、検査、治療だけでなく、日々のケアや爪の手入れ、運動、靴の選択など知っておきたいすべての足の知識が網羅されています。皮膚科、整形外科、血管外科・リンパ外科・再建外科などの**医師**や**看護師**、**理学療法士**、**血管診療技師**、さらには**健康運動指導士**や**靴店マイスター**など、多職種な豪華執筆陣が丁寧に解説！
初学者から専門医師まで、とことん「足」を学べる一冊です。

CONTENTS

- 序章　「あしよわ分類」を理解する
- Ⅰ章　足を解剖から考える
- Ⅱ章　足疾患の特徴を学ぶ
- Ⅲ章　検査で足を見極める
- Ⅳ章　足疾患の治療を知る
- Ⅴ章　足のケア・洗い方を指導する
- Ⅵ章　フットウェアを選ぶ
- Ⅶ章　忘れてはいけない　歩き方指導・運動
- Ⅷ章　まだまだ知っておきたい　足にまつわる知識
- 巻末　明日から使える「指導箋」

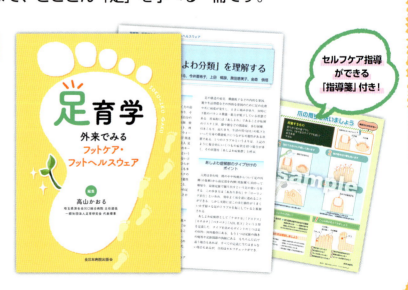

セルフケア指導ができる「指導箋」付き！

全日本病院出版会　〒113-0033　東京都文京区本郷 3-16-4　Tel：03-5689-5989
http://www.zenniti.com　Fax：03-5689-8030

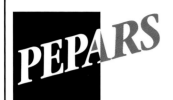

◆特集／爪・たこ・うおのめの診療

爪・胼胝・鶏眼治療を行う前のアセスメント

菊池　守*

Key Words：アセスメント（assessment），フットケアのリスク（risks of footcare），末梢動脈疾患（peripheral artery disease；PAD），神経障害（neuropathy），靴（footwear），足部の変形（foot deformity）

Abstract　爪・胼胝・鶏眼の治療を行うにあたり，始める前に末梢動脈疾患，神経障害，足部の変形をアセスメントするべきである．これらのハイリスク群に対してアセスメントなしに不用意にフットケアをすることは慎まなければならない．また，爪の変形や胼胝・鶏眼の形成において靴の影響は非常に大きい．靴を履いた状態でX線を撮影して，靴の中での足の状況を患者とともに見ながら説明するのも非常によい方法である．

　特に末梢動脈疾患や糖尿病を持つ患者，透析患者などはハイリスクであり，リスク分類に従って適正な診察間隔を設定する必要がある．

はじめに

　病院の形成外科外来で爪や胼胝，鶏眼の症例を診る機会は実はそれほど多くはない．それらの患者は皮膚科外来やフットケア外来に来ることが多く，トラブルになった症例や外科的処置が必要であると判断された場合にのみ形成外科外来に回されることが多いのではないだろうか．

　フットケア外来では医師でなく看護師が爪や胼胝，鶏眼のケアを行う場合も多く，いくつかのポイントを押さえてケアの前にアセスメントしておかなければ，フットケアをすること自体が危険な足も存在する．

　爪，胼胝，鶏眼の治療を行うにあたっては靴が原因となることも多く，病変局所だけにとらわれず，患者の足や歩行全体を考えることが大切である．

表 1．Fontaine 分類

Fontaine 分類	Rutherford 分類		
重症度	重症度	細分類	臨床所見
I	0	0	無症状−有意な閉塞性病変なし
IIa	I	1	軽度の間欠性跛行
IIb		2	中等度の間欠性跛行
		3	重症の間欠性跛行
III	II	4	安静時痛
IV	III	5	小範囲の組織欠損
		6	広範囲の組織欠損

巻き爪，陥入爪を治療する前のアセスメント

1．最も危ない閉塞性動脈硬化症のアセスメント

　フットケアの現場において治療前に下肢血流のアセスメントは必須である．糖尿病患者や透析患者はもちろんであるが，既往歴に狭心症や心筋梗塞，脳梗塞など虚血性疾患が記載されている場合には下肢にも血流障害があるのではないかと疑うべきである．

---

* Mamoru KIKUCHI，〒155-0031　東京都世田谷区北沢2丁目8-16　下北沢病院，院長

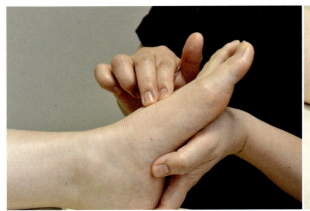
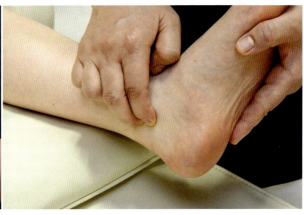

a．足背動脈　　　　　　　　　　　　　b．後脛骨動脈

図 1．足部動脈の触診

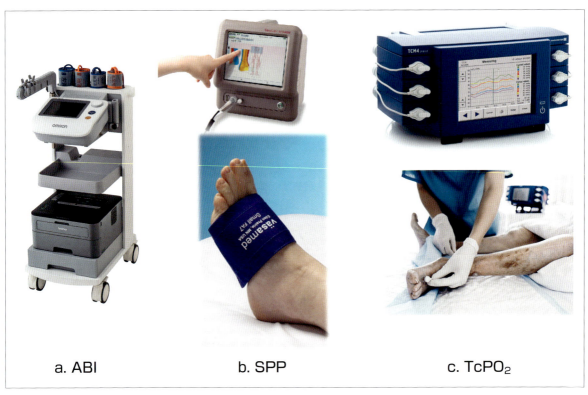

a. ABI　　　　　　b. SPP　　　　　　c. TcPO₂

図 2．機能検査

A．診　察

足趾の紫変などの色調不良や足の冷感，乾燥などは血行障害を示唆する所見である．問診で足の冷えや間欠性跛行や安静時痛などの虚血を示唆する症状，喫煙歴，糖尿病歴，透析歴，膠原病やステロイド治療の有無も必ず確認する(表1)．

B．理学所見

まず基本となるのは足背動脈と後脛骨動脈の触知である．触診は血管の石灰化の影響で触知しない場合もあるためサウンドドプラーで確認すればなおよい(図1)．触診し皮膚温の左右差を遠位から順に確認する．また30秒間下肢挙上し，足底が白く変化する場合には積極的に虚血を疑う．

C．機能検査

虚血を疑った場合にはABI，SPP，TcPO₂などで血行の精査を行う(図2)．ABIが0.9以下の場合や1.4以上の場合はさらなる精査を勧める[1]．

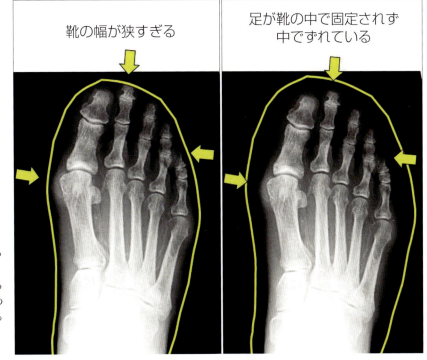

図 3.
足部の X 線写真
　a：靴が狭いために足趾があたってしまう．
　b：靴は大きいものを履いているが靴ひもを締めていないために靴の中で足が遊んでしまって足趾があたってしまう．

D．画像検査

虚血が疑われた場合には下肢エコー，造影 CT，MRI，血管造影などで血行精査をし，閉塞性動脈硬化症などの血行障害の存在がある場合には安易に外科的治療を行わず，血行再建医との連携を取った上で治療方針を考慮するべきである．

2．白癬のアセスメント

巻き爪，陥入爪，肥厚爪などで爪の白濁などがみられる場合には必ず KOH 検査による白癬治療が必要である．これらについては後の稿で述べられるため詳細は割愛する．

3．靴のアセスメント

爪のトラブルの際には必ず靴のチェックが必須である．陥入爪，肥厚爪などの爪のトラブルは靴のサイズが不適切で靴の中で足趾や爪があたっていたり，靴ひもをしっかり締めていないために足が靴の中で遊んでしまうことが原因であることが多い(図 3)．

特に母趾内側の陥入爪の場合には外反母趾によって母趾が内旋していたり，母趾が一番長いことによって母趾内側が靴に押されたりしていることも多い(図 4)．

第Ⅱ趾が最も長い場合には第Ⅱ趾が靴の中であ

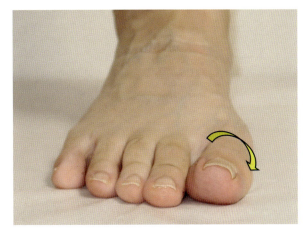

図 4．外反母趾の患者では母趾が内旋するため陥入爪の原因となる．

たって肥厚爪になっている場合も多い．

一番簡単なのはもし靴の中敷きが取れる靴を履いている人であれば中敷きを外してもらってその上に立ってもらい，中敷きの上の範囲に足趾が乗っているか，はみ出しているのかを確認することである．またペンライトで靴の中を確認してみると中敷きのくぼみや跡で，いつも靴の中で足趾がどのような状態にあるかを推測することができる．

また可能であれば靴を履いた状態で X 線を

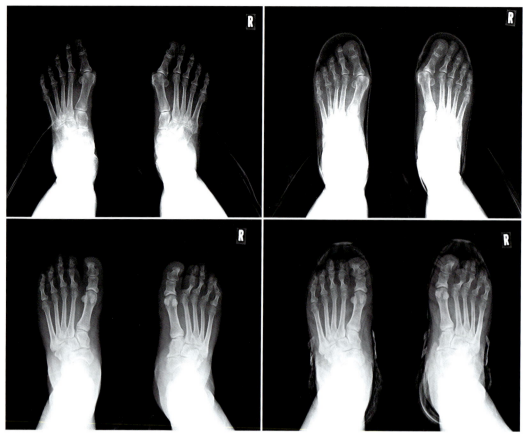

図 5. 靴を履いた状態での X 線写真
　a：①裸足，②靴着用
　b：①裸足，②靴着用

a①	a②
b①	b②

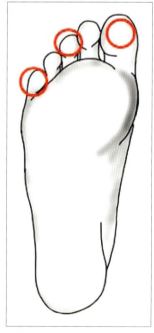

図 6. Ipswich touch test
　3 か所ずつ触れる．

撮ってみるのも一つの方法である(図5)．

　爪の変形は爪自体の問題ではなくこれらの外的要因によって引き起こされていることが多く，明らかに靴があっていない場合には靴を買い替えてもらう必要がある．

胼胝・鶏眼を治療する前のアセスメント

　爪のトラブルと同様に血行障害のアセスメントの必要があるが，さらに神経障害にも注意が必要である．

1．神経障害のアセスメント

　再発を繰り返す胼胝や胼胝下潰瘍を形成している症例では，神経障害の評価をしておく必要がある．神経障害がある症例では胼胝は足部切断のリスクを上昇させるため頻回のフォローが必要である．

　定量的評価にはモノフィラメントテストが最も知られている．フィラメントを足趾の皮膚に垂直

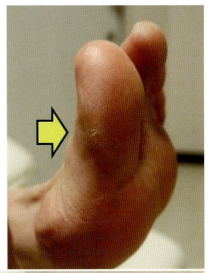
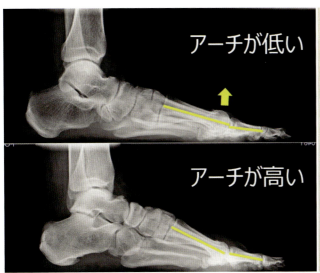
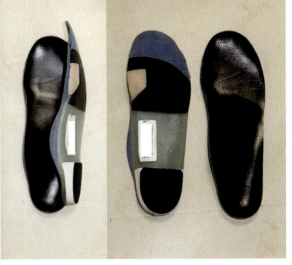

図7．
IP関節足底部の胼胝と足底挿板
　a：IP関節部の胼胝
　b：基節骨に対して中足骨頭部が挙上していることにより背屈制限が起こる．
　c：アーチ補正とMTP関節の底屈を誘導する足底挿板

に当てて90°曲がるまで押し当てて離す．10gのフィラメントでわからなければ防御知覚の喪失(Loss of protective sensation)とされ，足病変のハイリスクと考える[2]．しかし，モノフィラメントがなくても両側の第Ⅰ，Ⅲ，Ⅴ足趾趾尖部（と母趾足背側）をそっと触るだけのIpswich touch testが簡便で信頼性があると報告されており，6か所中2か所以上がわからなければ神経障害のための潰瘍発生リスクあり，と診断する[3]（図6）．神経障害がある場合には胼胝下潰瘍形成のリスクが高く，フットウェアの作成や頻回のフットケア外来受診を勧める必要がある．

2．足部，足趾の変形や可動域制限のアセスメント

足底面に胼胝ができている場合にはマーカーを置いて撮影し，骨のどの部分に胼胝が一致しているかを確認する．

こちらも後の稿で詳しく述べられるため詳細は省くが，

- 足趾先端の胼胝はクロートゥやマレットトゥ変形によって引き起こされる．
- 骨頭部に一致する場合には頻回のフットケアで削るだけでなく，胼胝の発生予防に積極的介入をした方がよい．除圧のための足底挿板の作成が有効である場合も多い．
- 母趾IP関節の足底部に胼胝ができる場合には，制限母趾（歩行中のMTP関節背屈制限）による胼胝形成を疑って，アーチ補正と母趾MTP関節の沈み込みを作った足底挿板でMTP背屈を誘導することを考慮する（図7）．

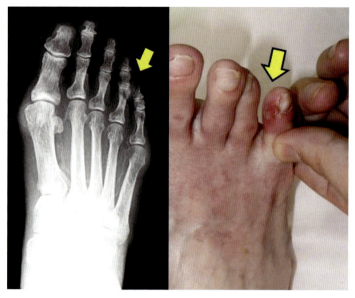

図 8.
第Ⅳ趾基節骨と第Ⅴ趾趾骨があたることで胼胝や潰瘍が形成する.
 a：X 線写真
 b：潰瘍の形成

表 2. IWGDF における糖尿病足病変のリスク分類と診察頻度, 3 年後の潰瘍発症率

グループ	リスク	3年後の発生率 潰瘍	3年後の発生率 切断	適正な診察間隔
グループ 0	神経障害(−)	5.1%	0.0%	1年に1回
グループ 1	神経障害(+) 足の変形(−) 末梢動脈疾患(−)	14.3%	0.0%	半年に1回
グループ 2a	神経障害(+) 足の変形(+) 末梢動脈疾患(−)	13.7%	2.0%	3か月ごと
グループ 2b	神経障害(+) 足の変形(+) 末梢動脈疾患(+)			
グループ 3a グループ 3b	足潰瘍の既往(+) 足切断の既往(+)	55.8% 84.2%	20.9% 36.8%	1から3か月に1回

など, 胼胝や鶏眼は足部の変形や可動域制限, アライメント異常によって引き起こされることが多い.

3. 靴のアセスメント

足底面ではなく足部や足趾側面の胼胝, 鶏眼についてはやはり靴の確認が必須である.

例えば第Ⅳ, Ⅴ足趾間の胼胝や潰瘍(Kissing corn, Kissing ulcer)については第Ⅳ趾基節骨と第Ⅴ趾趾骨顆部の衝突が原因で靴によって同部位が側方から圧迫されていることが多い(図 8).

こちらも可能であれば靴を履いた状態で X 線を撮ってみると原因がわかりやすく患者にも説明しやすい.

フットケアにおけるリスク分類

これまで述べてきたように爪・胼胝・鶏眼治療を必要とする患者の中には虚血病変や糖尿病神経障害を持つ患者も一定数含まれるため, これらの治療を行う際にはリスクをアセスメントする必要がある. 糖尿病足病変に関するワーキンググループ(International Working Group for Diabetic Foot；IWGDF)では血行障害や神経障害, 足の変形, 足潰瘍の既往などでリスク分類を推奨している[4](表 2).

リスクはグループ 0 からグループ 3 に分類され, それぞれのグループごとにそれによって適正な診

察間隔や3年後の潰瘍や切断の発生率を報告している.

さいごに

外来において爪・胼胝・鶏眼治療を行う前に必要なアセスメントをまとめた. 特に侵襲的な治療を行う前には局所だけでなく足全体に潜むリスクをアセスメントする必要がある. 形成外科医はそのリスクを十分に理解し, 外来全体をマネージメントすることが求められる.

参考文献

1) Norgren, L., et al.：Inter-Society Consensus for the Management of Peripheral Arterial Disease (TASCⅡ). J Vasc Surg. 45：S5-S67, 2007.
2) Boulton, A. J., et al.：Comprehensive foot examination and risk assessment：a report of the task force of the foot care interest group of the American Diabetes Association, with endorsement by the American Association of Clinical Endocrinologists. Diabetes Care. 31(8)：1679-1685, 2008.
3) Rayman, G., et al.：The Ipswich Touch Test：a simple and novel method to identify inpatients with diabetes at risk of foot ulceration. Diabetes Care. 34(7)：1517-1518, 2011.
4) Peters, E. J., Lavery, L. A., International Working Group on the Diabetic Foot.：Effectiveness of the diabetic foot risk classification system of the International Working Group on the Diabetic Foot. Diabetes Care. 24(8)：1442-1447, 2001.

◆特集/爪・たこ・うおのめの診療
爪白癬の治療指針

高山かおる*

Key Words：爪白癬(tinea unguium)，ADL，糖尿病性壊疽(diabetic gangrene)

Abstract　爪白癬の罹患率は本邦では高齢者になるほど増加することが知られ，90歳では半数以上という調査があるように身近な疾患ではあるものの，その疾患認識や治療の必要性について医療従事者にも十分に知られていない可能性がある．爪白癬は足白癬から発展し，白癬菌の侵入経路や増殖部位により遠位側縁爪甲下爪真菌症(DLSO)，表在性白色爪真菌症(SWO)，近位爪甲下爪真菌症(PSO)，全異栄養性爪真菌症(TDO)に分類される．最も多いのはDLSOであるが，どのタイプも進行すればTDOになる．爪白癬の診断にはDLSOであれば爪甲下角質増殖の爪床の部分から検体を採取し顕微鏡検査を行い，菌糸を確認する必要がある．治療は外用薬(ルリコナゾール，エフィナコナゾール)と内服薬(テルビナフィン，イトラコナゾール，ホスラブコナゾール)があり，それぞれの特徴を理解して選択する．

はじめに

日本医真菌学会の疫学調査[1]によると，皮膚真菌症は皮膚科の新患患者の12.3%を占める頻度の高い皮膚感染症である．爪白癬は足白癬の持続的な感染から続発して起こるが，年齢が上がるごとに罹患率が高くなり40歳の男性で約10%，70歳代で25%，90歳で55%という調査[2]があり，年齢依存性に罹患率が増えることから治療されずに放置されている可能性が示唆される．爪白癬は爪甲下の角質増殖により爪甲が肥厚し，爪切りを困難にするだけではなく，高齢者においては転倒リスクの増大を招くというデータがある[3]．さらに特に虚血がある場合に糖尿病性壊疽のリスク因子(図1)にもなる．以上のような観点から病態を理解し，治療に結び付けることは重要である．

爪白癬の臨床

爪白癬はほとんどの場合，足白癬から進展する．感染経路によってその臨床は異なる．主には遠位側縁爪甲下爪真菌症(distal and lateral subungual onychomycosis；DLSO)，表在性白色爪真菌症(superficial white onychomycosis；SWO)，近位爪甲下爪真菌症(proximalsubungual onychomycosis；PSO)，全異栄養性爪真菌症(total dystrophic onychomycosis；TDO)に分類される[4]．爪白癬は進行すればTDOになるが，爪白癬の病型の大部分はDLSOであり，次いでSWO，PSOの順である．SWOは爪甲の表面が白色に変化し厚みはないのが特徴である．DLSO(図2-a)は爪甲の先端部から基部にかけて爪甲下角質増殖があり，爪床と剝離している部分(爪甲剝離)がある．クサビ形に白濁する時もある．SWOは近位部から白癬菌が入る稀な病型である．進行した状態であるTDOは爪甲全体が爪甲下角質増殖のために肥厚し，強い変形をきたす(図2-b)．

* Kaoru TAKAYAMA，〒332-8558　川口市西川口5-11-5　済生会川口総合病院皮膚科，主任部長

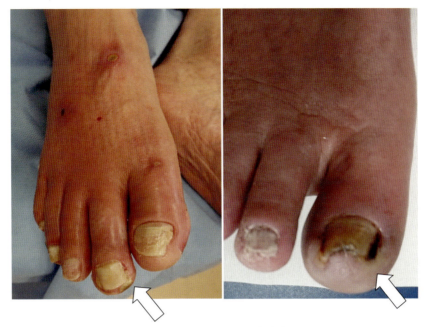

図 1. 爪白癬から発展した糖尿病性壊疽の 2 例
どちらも透析患者で重症下肢虚血を合併している．

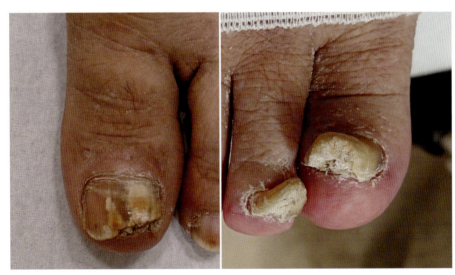

a|b

図 2. 爪白癬の臨床像
a：遠位側縁爪甲下爪真菌症(DLSO)の 1 例
b：全異栄養性爪真菌症(TDO)の 1 例

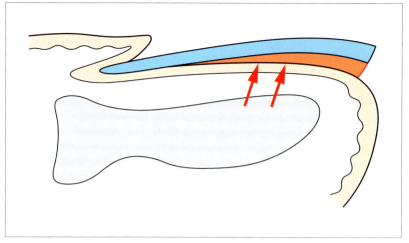

図 3. 採取部位
爪床に近い部位(赤矢印)から採取すると陽性率が上がる.

爪白癬の診断

白癬の診断は将来的には試薬による検査でもできる可能性があるが，現在のところ直接鏡検によって必ず白癬菌を確認する必要がある．

1．検体採取のコツ

最も頻度の高い DLSO では，菌は指先の角層から爪床を伝わって侵入して，爪の基部に向かって増殖する．その結果，爪甲は混濁・肥厚し，爪甲下角質増殖部が崩壊すると爪甲剝離の状態となる．検体の採取は，爪甲剝離部位や爪の先端部を除去し，できるだけ爪の基部に近いところ，つまり爪床に近い部位から採取すると陽性率が上がる(図3)[4]．一方 SWO の場合は，白濁した爪の表面をメスで削り取って検査する．

2．顕微鏡検査(図4)

採取した検体はプレパラートの上に載せ，水酸化カリウム(KOH)や KOH にジメチルスルホキシド(DMSO)を加えたズーム®液などを滴下してからカバーグラスをかけ，軽くアルコールランプで熱して角層を溶かす．顕微鏡は 10×10 倍の倍率で，コンデンサーを下げるとよく観察することができ，角層の中に細長い菌糸を確認する(図5)．細菌顕微鏡検査(保険点数 50 点)が請求できる．

鑑別をすべき疾患

爪甲肥厚は多くの場合白癬が原因であるが，似て非なる疾患がある(表1)．また各疾患に爪白癬を合併することもあるので，臨床的に鑑別することはできない場合も多く，適切な検体を用いた顕微鏡検査は重要である．

爪白癬の治療

爪白癬の治療には外用療法と内服療法がある．治療選択のポイントに明確な基準はなく，罹患趾の数と重症度による．また内服加療の適応であっても，併用薬の関係や合併疾患の有無などによって内服加療が不可の場合には外用薬が使用されている．どちらの方法をとるにしても，白癬菌の温床となる余分な角質は取り除いた方がよいこと，爪甲下角質増殖を増強する外的な圧迫はない方がよいことなどを考慮すると，爪白癬であっても保清・保湿，靴の指導などのフットケアのノウハウを指導することは重要である．

1．外用療法

罹患趾が少なく，爪の肥厚も中程度までであれば効果がある．現在クレナフィン®(一般名エフィナコナゾール)とルコナック®(一般名ルリコナゾール)の2種類の外用薬が使用されている．どちらの薬剤も1日1回患部に塗布する．それぞれの

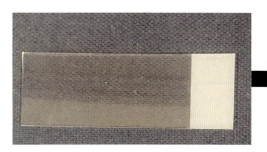
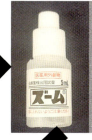
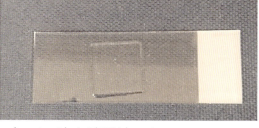

スライドガラスに検体を載せる
（検体は薄いものが望ましい）

ズーム®液を適量滴下し、
カバーグラスを置く

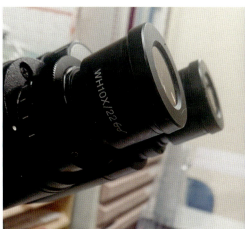

顕微鏡は10×10倍で観察する
コンデンサーを下げるのがコツ

図 4. 顕微鏡検査の実際

① 検体をスライドガラスに載せる．
② ズーム®液を適量滴下し，カバーグラスを置く．アルコールランプで5秒ほどあぶる．
③ 顕微鏡にセットし観察する．顕微鏡は10×10倍で十分観察できる．コンデンサーを下げると観察しやすい．

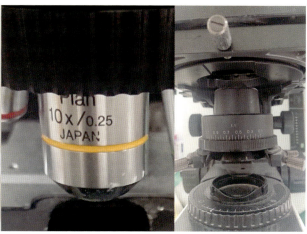

図 5.
角質の中に細い糸状の菌糸を確認する．

表 1. 爪白癬と鑑別を要する疾患

鑑別疾患	疾患の特徴	臨床像
白癬以外の爪甲下角質増殖を伴う肥厚爪	爪甲下の角質増殖が白癬に極めて似る．足趾の変形や靴の圧迫などが原因と考えられる．	
爪甲鉤弯症	爪甲が何重にも重層し鉤型を示す．外傷や炎症に引き続き生じる．	
爪乾癬	炎症性角化性皮膚疾患の1つ．点状の陥凹，爪甲の鱗屑，黄濁肥厚など，多彩な変化を示す．爪以外にも症状があることが多いが，爪のみのこともある．また関節炎の合併が多いという指摘もある．	
爪扁平苔癬	炎症性角化性皮膚疾患の1つ．表皮基底細胞に強い変化を起こし，爪甲はむしろ萎縮することが多いが，剥離などの症状を伴い多彩．口腔内や陰部に症状があることも多い．	
爪甲異栄養症	爪甲全体が黄濁肥厚し，鱗屑や剥離などが混在する．乾癬や湿疹病変の重症型の場合もあるが原因不明の場合も多い．爪母の異常角化と考えられる．	

表 2. 爪白癬用外用薬の比較

	クレナフィン®	ルコナック®
有効性成分	エフィナコナゾール	ルリコナゾール
作用機序	ケラチン親和性が低く,角層を透過して爪床側の菌に作用	爪甲角質の透過性がよく爪甲内の菌に作用
特徴	刷毛型ボトルで塗りやすい	効果をすでに認められている.有効成分の濃度がクリームの5倍ある.
薬価	1本(3.56 g) 5,900.70 円	1本(3.5 g) 3492.3 円

表 3. 爪白癬用内服薬の比較

	ラミシール®	イトリゾール®	ネイリン®
有効性成分	テルビナフィン	イトラコナゾール	ホスラブコナゾール
ジェネリック	あり	あり	なし
用法用量・内服期間	125 mg/日×6 か月	400 mg×7 日間+3 週間休薬×3 回	100 mg/日×12 週間
薬価	1T(125 mg) 167.7 円	1C(100 mg) 315.60 円	1C(100 mg) 804.6 円
注意事項等	定期的な肝機能検査が必要(4,8,20 週目など)	ピモジドなど 13 剤の併用禁忌薬 肝機能検査は行うことが望ましい	ワーファリン内服中の患者には併用注意 肝機能検査は行うことが望ましい

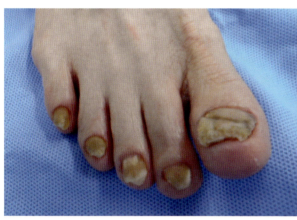 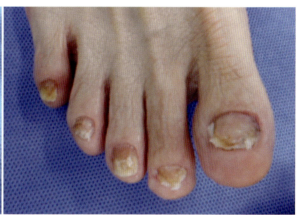

a | b　図 6. 84 歳,女性.外用薬(ルコナック®)とフットケアを併用した例
初診時と 2 か月後にフットケア(角質除去,爪甲削り処置)を実施.b は初診 3 か月後.
爪甲の厚みがとれ基部から正常な爪が生えてきている.

薬剤の特徴を表にまとめる(表 2).どちらの薬も皮膚への刺激性が認められることがあり,適切に使用する.足趾の爪が生え変わるまでには 1 年かかるとされ,その期間塗り続ける必要があるため,治療には根気を要する.

2．内服療法

爪白癬の内服治療薬は,ラミシール®(一般名テルビナフィン),イトリゾール®(一般名イトラコナゾール),ネイリン®(一般名ホスラブコナゾール)の 3 薬剤がある.前 2 者はすでに多くのジェネリックが発売されているが,ネイリン®は 2018 年夏に新たに発売になった新薬である.それぞれの特徴を示すが,薬価は先発品の価格を参考にした(表 3).内服期間は爪の生え変わる 1 年より短く設定されているが,これは薬剤が爪甲に蓄積し,内服を終了したあとも効果があることが知られているからである.3～6 か月経過を診て,改善が止まってしまった場合は,再度内服を追加する,もしくは他剤に変更して治療することを考慮する.しかしながら,これらの経口抗真菌薬を投与して

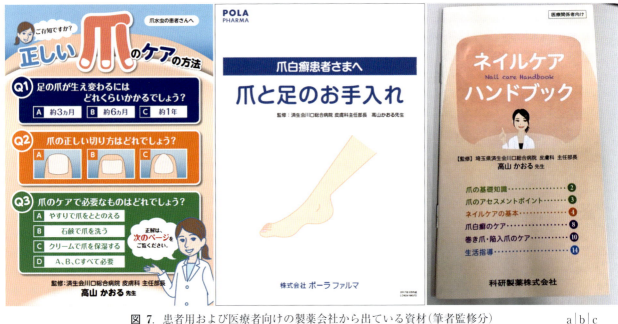

図 7. 患者用および医療者向けの製薬会社から出ている資材（筆者監修分）　　a｜b｜c
a：佐藤製薬　　b：ポーラファルマ　　c：科研製薬

も爪甲剝離や楔状の混濁がある患者では難治性の場合がある．このような場合は，楔状，あるいは線状の混濁部を機械的に除去しない限り，治癒することはない．逆に言えば，楔状の混濁部を機械的に除去して，経口抗真菌薬を内服すれば治癒する症例が増える．また爪甲剝離がある場合は，爪甲剝離部位をできるだけ爪切りで除去した方が，治癒率が上がり，厚硬爪甲のように爪が大きく厚くなったものでも，爪切りなどで病変部の爪をできるだけ除去すれば，治療期間を短縮し，また治癒率を上げることが可能と思われる．

3．セルフケアのすすめ

上述した内服をしても難治な場合に爪甲の厚い部分や剝離部分を削ることなども有効であると述べたが，どの治療選択をするにしても，治療効果を上げるためにはフットケアのノウハウを上手に使い，患者指導も行う（図6）．特に洗って保湿することは新たな感染経路を断つためにも重要である．真菌外用薬・内服薬の会社は指導箋をつくり配布しているのでご活用いただきたい（図7）．

おわりに

高齢化社会が進み，ロコモティブシンドロームや転倒による骨折，サルコペニアによる衰弱など，足に関連する介護事情は深刻である．冒頭で述べたように高齢になるほど爪白癬の罹患率は高くなる．爪白癬の治療とフットケアを併行して行うことで，治療期間中のADLが下がらなかったという検証結果もあり[5]，たかが水虫と放置せず，なるべく早い段階での治療介入が望ましい．

参考文献

1) 日本医真菌学会疫学調査委員会（論文執筆者・委員長（当時）西本勝太郎）：2002年次皮膚真菌症疫学調査報告．真菌誌．**47**：103-111，2006．
2) 仲　弥ほか：足白癬・爪白癬の実態と潜在罹患率の大規模疫学調査（Foot check 2007）．日臨皮会誌．**26**(1)：27-36，2009．
3) Imai, A., et al.：Ingrown nails and pachyonychia of the great toes impair lower limb functions：improvement of limb dysfunction by medical foot care. Int J Dermatol. **50**(2)：215-220, 2011.
4) 渡辺晋一ほか：皮膚真菌症診断・治療ガイドライン．日皮会誌．**119**(5)：851-862，2009．
5) 福山由美ほか：白癬の治療とケアによる在宅療養者の介護予防への試み．日在宅ケア会誌．**19**(1)：27-34，2016．

2019-2020
全国の認定医学書専門店一覧

北海道・東北地区

北海道	東京堂書店・北24条店
	昭和書房
宮 城	アイエ書店
秋 田	西村書店・秋田支店
山 形	髙陽堂書店

関東地区

栃 木	廣川書店・獨協医科大学店
	廣川書店・外商部
	大学書房・獨協医科大学店
	大学書房・自治医科大学店
群 馬	廣川書店・高崎店
	廣川書店・前橋店
埼 玉	文光堂書店・埼玉医科大学店
	大学書房・大宮店
千 葉	志学書店
東 京	明文館書店
	文光堂書店・本郷店
	文光堂書店・外商部
	文光堂書店・日本医科大学店
	医学書店
	東邦稲垣書店
	文進堂書店
	帝京ブックセンター（文進堂書店）
	文光堂書店・板橋日大店
	文光堂書店・杏林大学医学部店
神奈川	鈴文堂

東海・甲信越地区

山 梨	明倫堂書店・甲府店
長 野	明倫堂書店
新 潟	考古堂書店
	考古堂書店・新潟大学医歯学総合病院店
	西村書店
静 岡	ガリバー・浜松店
愛 知	大竹書店
	ガリバー・名古屋営業所
三 重	ワニコ書店

近畿地区

京 都	神陵文庫・京都営業所
	ガリバー・京都店
	辻井書院
大 阪	神陵文庫・大阪支店
	神陵文庫・大阪サービスセンター
	辻井書院・大阪歯科大学天満橋病院売店
	関西医書
	神陵文庫・大阪大学医学部病院店
	神陵文庫・大阪医科大学店
	ワニコ書店
	辻井書院・大阪歯科大学楠葉学舎売店
	神陵文庫・大阪府立大学羽曳野キャンパス店
兵 庫	神陵文庫・本社
奈 良	奈良栗田書店・奈良県立医科大学店
	奈良栗田書店・外商部
和歌山	神陵文庫・和歌山営業所

中国・四国地区

島 根	島根井上書店
岡 山	泰山堂書店・鹿田本店
	神陵文庫・岡山営業所
	泰山堂書店・川崎医科大学店
広 島	井上書店
	神陵文庫・広島営業所
山 口	井上書店
徳 島	久米書店
	久米書店・医大前店

九州・沖縄地区

福 岡	九州神陵文庫・本社
	九州神陵文庫・福岡大学医学部店
	井上書店・小倉店
	九州神陵文庫・九州歯科大学店
	九州神陵文庫・久留米大学医学部店
熊 本	金龍堂・本荘店（外商）
	金龍堂・まるぶん店
	九州神陵文庫・熊本出張所（外商）
	九州神陵文庫・熊本大学医学部病院店
大 分	九州神陵文庫・大分営業所
	九州神陵文庫・大分大学医学部店
宮 崎	田中図書販売（外商）
	メディカル田中
鹿児島	九州神陵文庫・鹿児島営業所

＊医学書専門店の全店舗(本・支店, 営業所, 外商部)が認定店です。各書店へのアクセスは本協会ホームページから可能です。

2019.01作成

　日本医書出版協会では上記書店を医学書の専門店として認定しております。本協会認定証のある書店では，医学・看護書に関する専門的知識をもった経験豊かな係員が皆様のご購入に際して，ご相談やお問い合わせに応えさせていただきます。

　また正確で新しい情報を常にキャッチし，見やすい商品構成などにも心がけて皆様をお迎えいたします。医学書・看護書をご購入の際は，お気軽に，安心して認定店をご利用賜りますようご案内申し上げます。

JMPA 一般社団法人
日本医書出版協会
https://www.medbooks.or.jp/

〒113-0033
東京都文京区本郷5-1-13 KSビル7F
TEL (03)3818-0160　　FAX (03)3818-0159

◆特集/爪・たこ・うおのめの診療

爪診療における腫瘍性病変の診断と治療

久道　勝也*

Key Words：爪(nail)，腫瘍(tumor)，黒色爪(melanonychia)，爪母(nail matrix)，生検(biopsy)

Abstract　爪の腫瘍性疾患にはガングリオンや疣贅といったごく日常的に遭遇する疾患から比較的に稀なものまで様々あるが，他部位の腫瘍性病変と同様に診断の際に根本的問題になるのは悪性と良性の鑑別であり，これが治療方針を決定する．爪診療の場合に特に問題となるのは黒色色素線状におけるメラノーマの鑑別であろう．メラノーマの除外のためには爪母からの生検が必要になるが，永久的爪変形を残す可能性がありしばしば生検をためらわせる．特に小児においてはより悩ましいところである．爪母生検においては近位爪母と遠位爪母では爪甲変形を残す可能性が大きく異なる．大多数の色素線状の病変部位は遠位爪母であり，この場合は3 mm パンチで行えば爪変形を起こす可能性は極めて低い．また近位爪母に病変がある場合においても術式の選択と愛護的操作によって変形の程度を抑えることができる．

爪の解剖

爪の腫瘍性病変は日常診療においてしばしば認められ，爪床，爪母，爪甲周囲のどこにでも起こり得る．まずは爪の基本的な解剖からおさらいする．

爪　甲：爪甲はその下にある末節骨を保護する役割を持ち，背爪，中間爪，腹爪の3層よりなる．近位は後爪郭で覆われ遠位になるにつれて厚さを増す．後爪郭で覆われた爪甲の下には爪母が存在する．

爪　母：爪母は爪甲を作る組織であり，生涯を通じてこれを作り続ける．また加齢により成長速度の低下が認められる．爪母は，通常の表皮基底層とは異なり，水平遠位方向への角質化によって爪甲を形成する役割を担っている．角化は，顆粒層を欠く表皮細胞の存在下で起こる．爪母遠位部(distal nail matrix)が腹爪部を，爪母近位部(proximal nail matrix)が中間部および背部の爪甲をそれぞれ生成する．爪母内にもメラノサイトが存在し，通常は休止状態であるが時に活性化してメラニンを産生し，周囲のケラチノサイトに伝達する．この結果として色素線状を生じる．

爪　床：爪床には通常顆粒層がない．しかし顆粒層は，爪真菌症および乾癬のような爪疾患の存在下で発達する．メラノサイトはまばらに含まれており，爪甲は爪床にしっかりと付着している．血液供給を調節するグロムス細胞と呼ばれるカプセル化された神経血管構造を有し，これは時に腫瘍化することもある．爪郭は，爪甲の両側と爪根を覆い側爪郭と近位後爪郭からなる．後爪郭から角層が前方に伸びて爪甲を覆っており，これを爪上皮と言う．

---

* Katsuya HISAMICHI, 〒155-0031　東京都世田谷区北沢2丁目8-16　下北沢病院，理事長

爪甲の色素沈着：
爪甲黒色線状(melanonychia)と
爪甲紅色線状(erythronychia)

爪の色素異常としてこの 2 つの爪甲病変パターンが重要である．ともに良性も悪性もあり，これらは単指・趾の場合もあれば多指・趾に亘る場合もある．また手・足両方の爪に起こることもある．

1．爪甲黒色線状

爪甲黒色線状は，近位から始まり遠位に走る爪の褐色/黒色の縞模様として見える．よくみられる所見だが，時に全身的病因，薬物，感染および局所的要因とも関連している可能性がある．ほとんどの場合は爪母メラノサイト過形成・活性化による．基底層メラノサイトの過剰活性化はこの色素沈着の最も一般的な原因である．色素沈着はメラノサイトの活性化とは異なる原因を有する黒子であってもよい．爪母内の境界型母斑は，爪母メラノサイトのわずかな増加を引き起こし得る．

2．爪甲紅色線状

爪の中に紅色の縦線が存在する爪甲紅色線状は爪甲下出血や，時に無色素性メラノーマである可能性もある．単指・趾のみの場合は，疣贅，爪甲腺腫，グロムス腫瘍，メラノーマ in situ または無色素の基底細胞腫なども考慮する．紅色線状に加えて，爪甲の中に遠位の「V」チップ状の裂け目または爪甲剥離を有することもある．この所見に加えて，さらにダーモスコピーにより複数の爪に縦方向の紅斑が認められる場合は，扁平苔癬，ダリエー病などの炎症性疾患を考慮し，他の皮膚所見をチェックする．稀にアミロイドーシスや片麻痺などの全身性の問題が原因であることもある[1]．

子供の爪の黒色病変について：
良性か悪性(メラノーマ)か

ここで臨床上しばしば問題になる小児の爪甲黒色線状の取り扱いについて少し触れる．小児における爪甲黒色線状が爪のメラノーマであることは極めて稀である．子供の爪甲色素沈着の最も頻繁

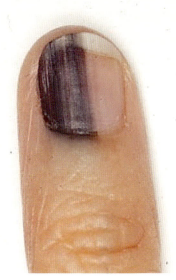

図 1．爪の母斑細胞性母斑．臨床写真

な原因は，黒子や母斑細胞性母斑である(図 1)．

しかし黒色線状に色むらがある場合，Hutchinson 徴候(爪郭部など爪の外に黒色病変が及んでいる場合)を認める場合などはメラノーマとの鑑別が必要になる．その際に小児爪甲黒色線状の取り扱いを難しくしているのは，生検を行うことにより爪の変形をきたす可能性が高いという点である．さらに加えて皮膚病理診断をくだす際，小児では良性の場合でもしばしばメラノサイト巣は大きくて不規則であり，その核が異形成を示すことも稀ではない．このため，特に早期病変での病理確定診断そのものが困難なこともしばしばある[2]．これらの点からしばしば爪の皮膚生検は先延ばしにされがちである．確かに小児の爪甲黒色線状の基本は定期的観察をベースにしたwait and see policy であるが，一定の割合で小児の悪性黒色腫が報告されている以上，経過観察中に色むらや Hutchinson 徴候，潰瘍化など，臨床的にメラノーマとの鑑別が必要だと医師が判断した場合はしっかりと生検を行う必要がある．なお爪甲黒色線状の生検手技の詳細については後述する．

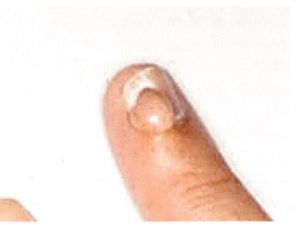

図 2. Koenen 腫瘍. 臨床写真

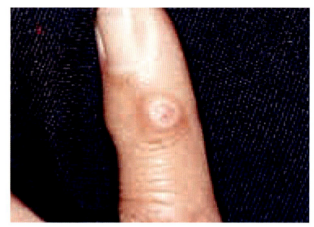

図 3. ガングリオン. 臨床写真

爪の良性腫瘍

1. 爪囲線維腫

爪囲線維腫は被角線維腫が爪囲に発生したもので，通常は無痛性であり，ゆっくりと成長する．滑らかで，ドーム様の外観を有する．爪母近くで発生した場合，しばしば爪の変形・萎縮を引き起こす．爪囲線維腫が結節性硬化症で生じた場合は Koenen(ケネン)腫瘍と言う．Koenen 腫瘍は，結節性硬化症の約 50％ に発生する．指趾の両方に発生し，個々の病変は滑らかな表面あるいは角化した先端で肉色である．12 歳前後から現れ，時間の経過と共に数や大きさが増加する．Koenen 腫瘍は，典型的には後爪郭から生じ，病変が増殖して拡大するにつれて爪の菲薄化や破壊を伴うことがある．局所でのデブリードマン的処置は複数の病変の存在下では困難ゆえ，腫瘍基部からの単純切除が選択される．鑑別診断には，皮角や爪囲の疣贅が含まれる(図 2)．

2. 疣 贅

疣贅はヒトパピローマウイルス(HPV)感染によるものであり，その発生部位により時に爪の変形の原因となる．液体窒素による治療がしばしば行われるが，時に難治で再発を繰り返す場合は外科的切除が必要となることもある．

3. 皮 角

皮角は，名前の通り角状の突起であり，その原因は脂漏性角化症，疣贅などの良性腫瘍だが，時に腫瘍基部に光線角化症あるいは扁平上皮癌を伴うケースがあるので注意を要す．手術による切除が必要になる．

4. 指趾粘液囊腫・ガングリオン

指趾粘液囊腫はムチンを含んだ偽性囊腫でありしばしば爪囲にも出現し，時に爪の変形をきたす．穿刺してゼリー状の内容物が認められれば確定診断となる．凍結療法，ステロイド局注，吸引圧迫療法などが試みられるが，しばしば難治で再発性である(図 3)．

5. 血管拡張性肉芽腫

血管拡張性肉芽腫は爪の中または周囲に発生するドーム状，有茎性の赤色から暗赤色の血管腫である．外傷(運動によるダメージ，陥入爪，ペディキュアの化学的刺激など)により生じる．しばしば易出血性であり時に潰瘍化する．

血管拡張性肉芽腫が複数のつま先や指趾に存在する場合は，乾癬に対するレチノイドや抗レトロウイルス療法のような薬物の使用が原因となることもある．また血管拡張性肉芽腫は非常にしばしば陥入爪によって引き起こされる．感染を伴う場合は抗生剤の投与を行い，肉芽腫に対しては冷凍凝固，硝酸銀，炭酸ガスレーザー，外科的切除，時にステロイド外用が効果的なこともある．通常の治療に反応しない場合など，常に無色素性メラノーマの可能性は念頭に置く必要があり，このようなケースでは生検が必要となる．

6. グロムス腫瘍

末梢血流の調節に関与するグロムス細胞の増殖による過誤腫であり，しばしば爪甲下(足趾爪よ

り手指爪が一般的)に好発する良性腫瘍である．数 mm～1 cm 程度の硬い結節でしばしば爪の変形をもたらす．寒さによって増悪する強い痛みを特徴とする．ほとんどが単発型である．40歳代の女性でより頻回に発生し，爪甲を介して目に見える小さい暗赤色または青色の斑点として，または縦方向の紅斑点として存在する．グロムス腫瘍を特定する簡単なテストはアイスキューブなどを患部につけて冷やすことにより痛みが悪化するかどうかを判断することである．またボールペンなどの先で圧迫してピンポイントで激しい痛みを生じるかでも診断できる(Love's pin test)[3]．ともに簡単でかつグロムス腫瘍の存在を判定するための非常に敏感な検査である．爪甲剝離を伴う外科的切除は，標準的な治療方法である．場合によってはMRIで病変の程度および境界の決定が必要となる．

爪の悪性腫瘍

1. 扁平上皮癌

扁平上皮癌は爪部で最も多い皮膚悪性腫瘍であり，日光角化症やBowen病は表皮内にとどまる扁平上皮癌である．HPVと扁平上皮癌の関連性はよく知られており，爪の扁平上皮癌の場合，時に本人あるいはパートナーに性器HPV感染の病歴を伴うとの報告もある[3]．臨床的に，爪囲疣贅や線維腫のような良性様の外見を呈することもあり，また爪甲下に角化性病変または潰瘍を生じていることもある．潰瘍化や爪甲などへの物理的圧迫がなければ通常は痛みを伴うことは少ない．確定診断には罹患した爪床を含む生検が最も重要である．治療は外科的切除が基本となる．

2. メラノーマ

以下のような場合には爪下メラノーマを疑う必要がある．

- 成人以降に気づかれた病変である場合
- 幅広い色素線状(3 mm 以上)
- 爪周囲皮膚への色素沈着(Hutchinson 徴候)の存在
- 色素の濃淡差がある場合

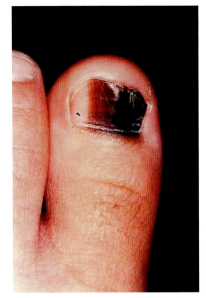

図 4. 爪メラノーマ．臨床写真

- 隣り合う線状に色や幅の多様性がある場合
- 1つの線状に色や幅の多様性がある場合
- 爪甲の破壊がある場合

皮膚病理医は，爪母部の生検(爪母シェービング，縦紡錘形切開またはパンチ生検でもよい)に続いて，腫瘍の浸潤レベルに関する評価を行うが，これは他の表皮とやや異なっておりしばしば困難である．前述のように，爪母と爪床には顆粒層がなく，また爪部の表皮は薄く，このためメラノーマの深達度の病理的分類であるClarkレベルあるいはBreslowの深度分類は他部位と異なった基準となっている．特にBreslowの腫瘍深達度は爪部にはあまり適応されておらず，今後の検討が必要だと考えられる[1]．鑑別診断として良性のメラノサイト系病変の外に，爪下出血，緑膿菌感染によるgreen nailなども時に紛らわしいこともある．このような際にはダーモスコープによる鑑別が極めて有用となる(図4)．

爪部皮膚生検：
病理診断のためのベスト検体を確保するには

爪部の悪性腫瘍を鑑別するためには生検は欠かせない手技である．しかし爪部での生検は多くの医師にとって心理的ハードルの高い医療行為である．これは手技的に難しいことが原因なのではな

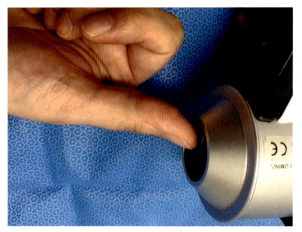

図 5. End-on nail plate dermoscopy 法

く,生検後の爪部の変形を恐れるためである.「生検をして悪性であればともかく,良性であった場合に後の爪変形に対する患者への説明が難しいから」という,他部位での皮膚生検では感じない心理的プレッシャーがかかるのがこの手技である.それもあって普段行うことが少ない手技であり,そのためにますます生検を行う心理的ハードルが上がるという悪循環となる.しかし,爪のメラノーマは決して稀なケースではなく,爪を日常的に診察する以上は臨床的に必要だと判断したならばしっかりと行えるように身につけておくべき手技でもある.爪生検の方法はいくつも存在するが,少なくとも1つはルーチンの方法として習熟しておく必要がある.ここでは爪母での基本的生検手技について説明する.

＜生検方法の選択＞

特にメラノーマの鑑別を目的とする場合,爪母が検体に含まれていなければ意味がない.爪母から生検する際の大原則は近位爪母か遠位爪母かによって爪変形の可能性が大きく変わるということである.最外層の背爪甲部を含む爪の大部分の生成に関わる近位爪母の場合は,たとえ3 mmパンチ生検でも永久的変形を残す可能性が極めて高い.一方で遠位爪母では,少なくとも3 mmパンチ生検であれば変形の可能性は低い[4].遠位,近位どちらが発生部位かを確認する際にダーモスコピーを使って爪の先端部分を垂直に観察するいわゆる end-on nail plate dermoscopy 法は簡単でかつ有効な方法である[5](図5).

遠位爪母由来の色素線状は爪甲の腹側に,近位爪母由来の色素線状は爪甲の背側に色素を有する.爪甲色素線状の多くは遠位から発症してい

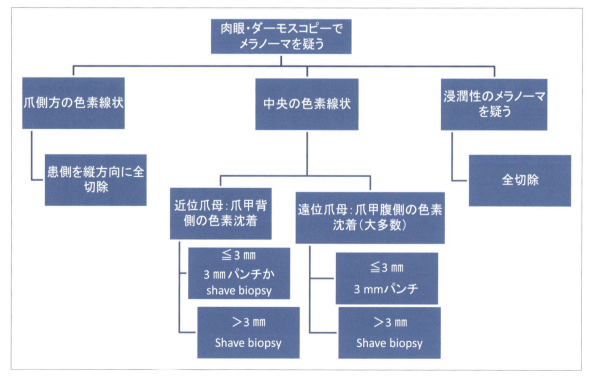

図 6. 爪甲色素線状生検アルゴリズム(文献4より改変引用)

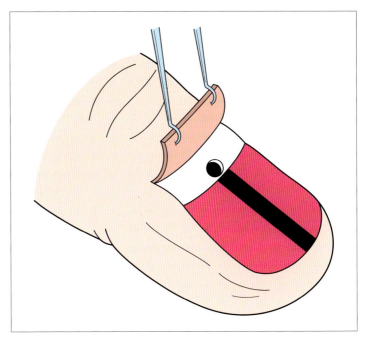

図 7.
3 mm パンチバイオプシー

る．つまり変形を起こさずに生検できるのである（仮にダーモスコピーでもはっきりしない場合は爪切りで爪を切ってこれを Masson Fontana 染色で観察すればより確実である）．生検時には爪母全体を観察し，病変が遠位爪母にあり 3 mm 以下であればパンチバイオプシーを，3 mm 以上であればシェイブバイオプシーを行う．病変が近位爪母にあり 3 mm 以下であればパンチないしシェイブバイオプシーを，3 mm 以上であればシェイブバイオプシーを選択する．アルゴリズムを図 6 に示す[4]．

<3 mm パンチバイオプシー＞

施術時にはスキンフックを使って後爪郭を翻転させ，爪甲を通して爪母全体が直視できるようにする．爪甲色素線状の起始部に 3 mm パンチをあて，爪甲ごと骨にあたるまで貫く．検体を取る際は鉗子を使うと組織を挫滅してしまうので，微細な動きを可能にする眼科剪刃などで，ポップアップしてきた検体の最底面から切り取るようにして摘出する．その後，翻転させていた後爪郭を元の場所に戻して縫合する（図 7）[4]．

＜シェイブバイオプシー＞

施術時には 3 mm パンチバイオプシーと同様にスキンフックを使って後爪郭を近位側に翻転させ，さらに爪甲を切開し，止血鉗子を使って爪甲をしっかりと一側方に翻転させて（ちょうど車のボンネットを開けたような状態になる），爪母全体を直視下に観察できることが重要となる．そこで色素病変が爪母近位にあるか爪母遠位にあるかを再度位置を確認する．当該の色素病変部から 1～2 mm のマージンをとって，爪母部を水平方向に削ぐようにして（シェイブして）検体を摘出する．検体の厚さは，1 mm もあれば十分な厚みで真皮層までを含んでいるので病理診断の材料としては適正である．またシェイブバイオプシーの場合は切除後にしばしば検体組織が丸まってしまい解剖学的方向がわかりにくくなるので，取った検体はホルマリンに漬ける前に紙のシートに伸ばして貼り付け，同時に方向の目印もペーパーシートに記しておく．検体を切除した後は爪郭と爪甲をもとの場所に戻して縫合する．剝がした爪甲を元の位置に戻す前にフリーエッジ側の爪甲を 2～3 mm トリミングして，術後の側爪郭の腫れに伴って起こり得る爪の食い込みによる痛みを減らす．

術後は近位爪甲が爪床に再接着して爪床および爪周囲組織とともに成長し，爪の完全脱落はまず起きない．広範なバイオプシーもシェイブバイオプシーであれば大きな変形をきたしにくい．これはおそらく，シェイブされた後に残った爪母下層部分が術後の爪母組織の萎縮や線維化などのダ

メージを緩和し，結果として機能的美容的に許容範囲内の爪甲変形でとどまるのであろう[4]．

＜爪側方の色素線状の場合＞

爪の側方にある爪甲線状は縦方向切除で取ることはできるが，パンチ生検よりも侵襲的であり，また爪下嚢胞の形成や爪棘変形の可能性も高い．

＜浸潤性メラノーマを疑う場合＞

爪と爪周囲組織広範に色素病変が及んでいる，爪甲の破壊や潰瘍化を伴う，著明な Hutchinson 徴候など，浸潤性のメラノーマを強く疑う場合は，当然ながら浸潤度判定が困難になり得るシェイブバイオプシーの適応とはならない．このような場合では全切除，ないしは爪母の全層生検が望ましい．

いずれにせよ生検の最も大切なポイントはメラノーマか否かを診断することであり，病変部の採取ミスこそが最大の致命的エラーである．それゆえ可能であれば完全切除（excisional biopsy）が最も望ましいのは言うまでもない．

ここ数年，免疫チェックポイント阻害剤，分子標的薬などの新治療の登場でメラノーマの治療は大きな変貌を遂げつつある．そのような中，爪のメラノーマ治療については必ずしも統一的かつクリアな治療指針がない状況である．爪診療に携わる医師として必要な早期爪生検を避けたことにより，指趾の切断，あるいは最悪の場合，患者の生命予後を短くするなどという結果を招かないためにも，上記の生検テクニックへの習熟は必須だと言える．

まとめ

他部の皮膚・皮下腫瘍と同様に，爪の腫瘍には疣贅やガングリオンのようにしばしば日常診療で出会うものから，比較的稀なものまで存在する．我々はこれら腫瘍の病態に習熟する必要があるのは当然であるが，爪という部位の特殊性として生検手技への理解が極めて重要となる．正しい手技で行わなければ適正な病理診断は困難であり，さらに不必要なまでの爪の醜形を招いてしまう．その点を考慮して今回は爪の生検手技についてやや詳しく説明した．なお実際の手技については文章での説明よりも動画の方がはるかにわかりやすく参考になる．Nail, tumor, shave, biopsy などの検索ワード入れて動画検索をすれば，いくつもの手術動画が引っかかってくるのでこれらも是非参考にしたい．

参考文献

1) Jellinek, N.：Longitudinal erythronychia. Suggestions for evaluation and management. J Am Acad Dermatol. **64**(1)：167, 2011.
2) Perrin, C.：Tumors of the nail unit. A review. part I：acquired localized longitudinal melanonychia and erythronychia. Am J Dermatopathol. **35**(6)：621–636, 2013.
3) Richert, B., et al.：Nail tumors. Clin Dermatol. **31**(5)：602–617, 2013.
4) Jellinek, N.：Nail matrix biopsy of longitudinal melanonychia：diagnostic algorithm including the matrix shave biopsy. J Am Acad Dermatol. **56**：803–810, 2007.
   Summary　爪の生検についてのわかりやすい総説．
5) Braun, R. P., et al.：Surgical Pearl：Dermoscopy of the free edge of the nail to determine the level of nail plate pigmentation and the location of its probableorigin in the proximal or distal nail matrix. J Am Acad Dermatol. **55**：512–513, 2006.

きず・きずあとを扱うすべての外科系医師に送る！

ケロイド・肥厚性瘢痕 診断・治療指針 2018

編集／瘢痕・ケロイド治療研究会

2018年7月発行　B5判　オールカラー　102頁　定価(本体価格3,800円＋税)

**難渋するケロイド・肥厚性瘢痕治療の道しるべ
　瘢痕・ケロイド治療研究会の総力を挙げてまとめました！**

目 次

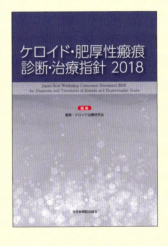

Ⅰ　診断アルゴリズム
1. ケロイド・肥厚性瘢痕の診断アルゴリズム
2. ケロイド・肥厚性瘢痕と外観が類似している良性腫瘍の鑑別診断
3. ケロイド・肥厚性瘢痕と外観が類似している悪性腫瘍の鑑別診断
4. ケロイド・肥厚性瘢痕の臨床診断
5. ケロイド・肥厚性瘢痕の病理診断
6. ケロイド・肥厚性瘢痕の画像診断

JSW Scar Scale(JSS)2015

Ⅱ　治療アルゴリズム
1. 一般施設での加療
2. 専門施設での加療

Ⅲ　治療法各論
1. 副腎皮質ホルモン剤(テープ)
2. 副腎皮質ホルモン剤(注射)
3. その他外用剤
4. 内服薬(トラニラスト，柴苓湯)
5. 安静・固定療法(テープ，ジェルシート)
6. 圧迫療法(包帯，サポーター，ガーメントなど)
7. 手術(単純縫合)
8. 手術(くり抜き法，部分切除術)
9. 手術(Z形成術)
10. 手術(植皮，皮弁)
11. 術後放射線治療
12. 放射線単独治療
13. レーザー治療
14. メイクアップ治療
15. 精神的ケア
16. その他
　　凍結療法／5-FU療法／ボツリヌス毒素療法／脂肪注入療法

Ⅳ　部位別治療指針
1. 耳介軟骨部
2. 耳介耳垂部
3. 下顎部
4. 前胸部(正中切開)
5. 前胸部(その他)
6. 上腕部
7. 肩甲部
8. 関節部(手・肘・膝・足)
9. 腹部(正中切開)
10. 腹部(その他)
11. 恥骨上部
12. その他

(株)全日本病院出版会

〒113-0033　東京都文京区本郷3-16-4
TEL：03-5689-5989　FAX：03-5689-8030
http://www.zenniti.com

◆特集／爪・たこ・うおのめの診療

爪甲変形の診断と治療指針

山口　健一*

Key Words：爪甲変形(nail deformity)，巻き爪(incurvated nail)，陥入爪(ingrown nail)，保存的療法(conservative treatment)，外科的療法(surgical treatment)

Abstract　爪の疾病に悩む患者様は非常に多い．中でも大部分を占める巻き爪・陥入爪に対する治療方法は様々なものがあり，大まかに外科的治療と保存的治療に分けることができる．それぞれのメリット・デメリットがあるとともに，爪変形の状態によって最も適切な方法は異なってくる．まずは，巻き爪と陥入爪という概念を念頭に置きながら治療方針を立てていかないことには理想の治療方法に近づくことができない．当院においては治療後に爪切りや胼胝処置のフットケアのために再診する患者様が多く，保存的療法の長期経過，外科的療法の術後の長期経過を見ながら原因と再発予防を検討し，問題点を探っている．長期的に診ていくと分類された形態が他の形態にどのように変化していくかを，原因と対策を考慮しながら検討した．

はじめに

爪の疾病に悩む患者様は非常に多いが，受診する医療機関・受診科によって治療方針が大きく異なる現状が見受けられる．外科系の医療機関を受診すると外科的治療を勧められ，皮膚科を受診すると保存的療法を勧められる風潮は明らかである．また，医療機関ではなく，巻き爪矯正サロンなどを受診する方も多く，投薬や外科的療法を行うべき症例に対して，効果の弱い矯正療法を長期間施行されている例も多く見受けられる．巻き爪・陥入爪に対する治療方法は様々なものがあり，保存的療法と外科的治療とに分けることができる．それぞれのメリット・デメリットがあるとともに，爪によって最も適切な方法は異なってくる．また，巻き爪・陥入爪に対する病態分類と治療方法には多くの報告があるが，未だにこの両者

に関しては議論が分かれるところが多く，統一された見解は出ていない．筆者は爪に特化したクリニックを開業し，ここ2年間で3,000件近くの巻き爪・陥入爪のほか，爪疾患に悩む患者様を診察してきた．また，他院の治療で満足のいく結果の得られなかった患者を積極的に受け入れ，何科で，どのような説明で，どのような治療をどのくらいの期間行ってきたのか？なぜ，満足いく治療結果が得られなかったのか？を検討してきた．その中で感じる問題点は繊細さを欠く外科的療法を行う施設が多いことと，外科的療法が必要な症例に効果の弱い保存的療法が長期間行われている例が多いことだと思われる．

今回は爪の変形の分類を簡略化し，その分類グループからどのような時に他のグループに移行するかを検討する．それによって，今後の治療方針と原因に対する予防・対策が見えやすくなってくると考えている．

---

* Kenichi YAMAGUCHI，〒227-0062　横浜市青葉区青葉台2-11-4 SGビル2階　爪と皮膚の診療所形成外科・皮膚科，院長

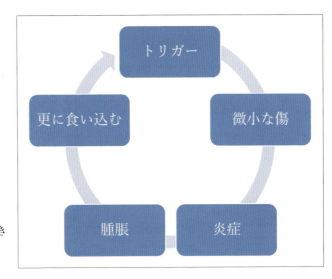

図 1.
爪甲によって爪甲周囲に傷ができた際に生じる悪循環

当院での巻き爪・陥入爪への治療法

まずは治療方針の内容を書く前に，当院で行っている代表的な治療方法を解説する．細かい施術方法は施設によって異なると思われるが，少しでも参考にしていただければ幸いである．

1．保存的療法

A．内服・外用療法

爪甲周囲の軟部組織に傷ができる原因として，爪甲に鋭利な部分があり，同部位に過剰な圧迫がかかった時に以下のように起こり得る．

① 爪甲が周囲軟部組織に微小な傷を作り，炎症を起こして腫脹する．
② 腫脹した組織にはさらに爪甲があたりやすくなり新たな傷を作る．
③ 長期にわたる治癒反応中に組織の感染が成立する．

これらが段階的に進むことにより治癒過程が進まずに悪循環に陥ってしまう(図1)．軽傷なものであれば抗生剤を全身投与または抗菌剤を投与するとともに，肉芽や腫脹部位にステロイド軟膏を外用することによって沈静化を図ることもできる．

B．爪切り・爪削り

「巻き爪なので爪を伸ばしなさい」と指導される方が多いが，それは遠位側の爪郭部の陥入を避けるために行うものであり，側爪郭近位部に疼痛や肉芽ができているにもかかわらず爪を伸ばすように指導されている方も少なくない．また，どこまで伸ばしてどのように切るべきであるとまで指導されていない例もしばしばで，逆に伸ばしすぎているゆえに靴にあたってしまい痛みが出ている場合も多い．適切な爪切り方法は他書[1]に詳説されているため省略する．

爪診療において，グラインダーは必需品であると思われる．爪が厚いままでは矯正力が得られないことも多く，爪を適切にカットして厚みを削るだけでも疼痛から解放される方も少なくない[2]．最初から高価なグラインダーを購入する必要はない．衛生的な操作に気を付ければ，削る機能だけのグラインダーと，削った爪の粉塵を吸引する一般的な掃除機を使用するだけでも十分代用できる．

C．テーピング法

初期の疼痛，軽度の肉芽形成などにおいては効果的であると思われる．疼痛部は遠位部分でも近位部分でもどちらでも効果的である．当院では，毎朝テーピングを行ってもらい，帰宅後の入浴時には外してもらって翌朝に再度貼付するように指導している．

D．コットンパッキング法

基本的には遠位部分の初期の肉芽に効果的であると思われる．皮膚と爪甲側縁のあたる部分が少し変わるだけでも肉芽の縮小を期待できるものであり，スポーツや外傷，深爪など，肉芽ができる時に何かしらの明確なトリガーがあった場合など

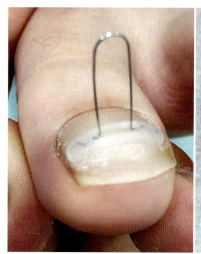
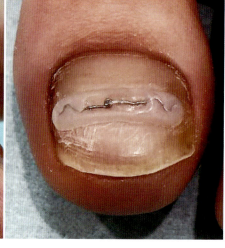

図 2. ポドフィックス®(3TO GmbH)

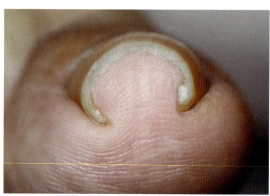
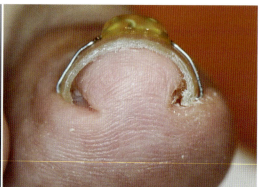

図 3. 3TO-VHO 法

にはテーピングと共に非常に効果的と思われる.

また，テーピングやコットンパッキングは一度やり方を覚えてもらえば，疼痛が出現した時点で自己判断にて行ってもらうことができ受診せずとも解決することがあるというのも大きなメリットであると思われる.

E．プレート矯正法

B/S ブレイス®[3]やポドフィックス®(図 2)などのプレート矯正は侵襲の少ない方法であり，軽度の深爪や陥入爪に対しては非常に有効と思われる．しかし，接着したプレートがすぐ取れてしまうというデメリットをしばしば耳にする．浸出液によって爪甲が浸軟していたり，接着時に爪甲表面をしっかり下準備できていないと容易に剝がれてしまう．熟練度によっては効果的な方法であると思われる.

F．人工爪療法[1]

レジンを主体とする紫外線で硬化する材質を使用して，爪の欠損部分を補ったり，簡易的に矯正して固めるのには有用である．矯正具を付けるほどではないものの，テーピングやコットンパッキングを行いにくい高齢の方などに有用であると思われる.

G．巻き爪矯正ワイヤー療法

マチワイヤー法[5]と 3TO-VHO 法(図 3)[6]が代表的なものである．マチワイヤーの解説は数多くのものがあり省略する．当院では 3TO-VHO 法を主力として使用しているが，欠点としては高価になってしまうことが挙げられる．しかしながら，短い爪に装着できる上に装着している違和感が全くないという利点があり，激しいスポーツにもよく耐えられる．よく言われる 3TO-VHO 法は矯正力が弱く，極度の巻き爪には使用できないという

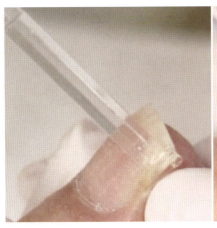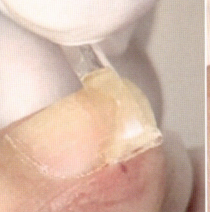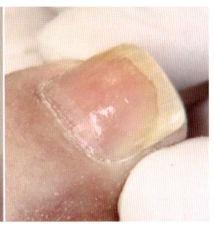

図 4. ペディグラス法

ものがあるが，技術熟練度と工夫次第で殆どの変形に強力に矯正を行えるように対応ができる技術であると思われる．患者の中には平坦になり，矯正が終了したと伝えても予防的にワイヤー装着を年単位で望む方も多い．

H．爪棘除去・深爪

ここで述べるのは陥入している部分に対しての無麻酔での爪切りのことである．陥入して肉芽を形成している場合に鋭利なニッパー型爪切りを使用して陥入している爪甲・爪棘を除去し，経過を見ていく．炎症が治まればそこからテーピングや矯正療法を行うことは十分有意義であると思われる．巻き爪に対して深爪すると，結果的により深部に爪棘を作ってしまい悪化してしまう[7]という話が多いが，適切な後療法を行いながら1～2か月経過を見ていくことを前提としているものであれば十分有効[8]であり，どちらにしても肉芽が大きく陥入爪手術を行わざるを得ない症例に対してはラストチャンスとして大きく深爪を行うことは非常に有意義であると考えている．大きな肉芽の方の爪を大きく深爪し，数か月のテーピングで手術を避けることができた症例も少なくはない．通常のテーピングで効果が小さいようであれば深爪を行って図1のような悪循環を絶ってから仕切り直すのも有用である．これは深爪だけを行い後療法を行わない施設が多く，より悪化してしまうという悪評だけが残っている印象がある．

I．ペディグラス法（図4）

PG 樹脂と呼ばれるペディグラス社独自の ABS 樹脂材料と瞬時に固着する接着剤を使い，巻き爪を強力に矯正することが可能である．一番大きなメリットとしては，欠損している部分の爪を自在に作成することができるために，深爪や爪甲欠損が原因で症状が出ている例も即座に解決できることである．また，美しく爪を修復できるために，マニキュアほかネイルデザインを希望される女性には有用性が高いと言える．デメリットとしては，長時間のプールや入浴により外れてしまうことがあることと，装着後のメンテナンスのために1か月おきに来院してもらう必要があることである．

J．インソール作成

巻き爪・陥入爪の原因にアプローチをする方法であり，母趾のローテーションや過屈曲変形をインソール使用時のみ少しでも改善させる目的で作成する．巻き爪の原因に関しては足の骨構造の変形が大きく関わっており，それに対して靴底の調整を行う．症例として多い成人の外反扁平足を例に挙げると，足根骨の靱帯の弛緩とともに踵骨が外反する→縦アーチに連動して横アーチもともに低下する→母趾のローテーション→末節骨の底面からの反発力の低下→巻き爪変形となる，という機序である．また，バランス低下による第II趾の過屈曲は母趾外側の肉芽形成にも大きな成因となる．インソールは踵骨の方向を修正するとともに，アーチを支える目的で作成する．

効果としては，まだ症例数を報告できるほどで
はないものの，外反扁平が強く，全趾が巻き爪傾
向であった10代の女性がインソールの使用後半
年ほどで，全ての巻き爪が改善した例を経験して
いる．しかしながら，作製してすぐに改善が見ら
れるものではなく，徹底的に使用したからと言っ
て必ず効果が出るとは断言できない．巻き爪の矯
正を何度か行っても再弯曲を見る症例に対して，
インソール作製と矯正を行うことによって「再発
しにくい矯正」を期待できると考えている．

2．外科的療法

今回述べる外科的療法は外来手術をメインとし
たもので，皮弁作成や入院安静を必要としないも
のに限っている．

A．フェノール法[9]

ブロック麻酔下に患趾を駆血し，陥入している
爪甲を部分抜爪した上で，爪母部分を4～5分ほど
化学焼灼する方法である．鬼塚法[10]や児島法[11]な
どの従来の方法と比較して皮膚を全く切開しない
ために侵襲が小さく，術後の疼痛も少なくて済む
という利点があるが，開放創のために術後の上皮
化までは3～4週間かかることがある．

B．NaOH法[12][13]

筆者は米国においてポダイアリストからNaOH
法というやり方を教授されてからはフェノール法
は行わずにこのNaOH法のみを行っている．駆血
を必要としない，4～5分待つ必要がない，明らか
に再発が少ないなどのメリットがあり，早い方は
術後2週間でほぼ上皮化している．手技について
の詳細は他稿を参照していただきたい．

外科的療法後の再発の統計に関しては，再発を
したものの術者の所を再診してくれない例が数多
く存在することを忘れてはならない．そのために
当院では陥入爪手術を施行した方には再発時は是
非とも当院に知らせてほしい旨を伝えて，できる
限り爪切り処置目的に長期にわたって経過観察再
診を行っている．

C．部分抜爪法

趾ブロック下に陥入部分の爪甲を根元から抜爪

する方法である．爪母を処理していないために，
術後数か月経過すると元の幅の爪が新生してくる
が，部分抜爪に至る症例の殆どはインソールや
テーピングなどの十分な後療法を行わないと再度
陥入爪の状態になってしまう．

爪甲変形の分類

爪甲変形と病型の分類としては児島ら[14]によっ
て病型を詳細に分類されているものがあり，陥入
爪重症度病期分類としてはHeifetz[15]の病期分類
が提唱されている．それぞれの病型に対してどの
治療方法がどの程度効果的なものなのか事細かに
検討されている文献もみられる[16]．しかしなが
ら，治療方法をうまく選択できずに何軒もの施設
で治療に難渋した例が当院を受診する例が多く，
その前段階の分類として，もう少し簡便にできな
いかどうかを検討してみた．

筆者は臨床の中で，次に示すように爪を大きく
4つに分けて考えている（図5）．
① 巻いていなくて痛みがないもの（正常な爪）
② 巻いているが痛みがないもの（巻き爪）
③ 巻いていないが痛みがあるもの（陥入爪）
④ 巻いていて痛みがあるもの（巻き爪かつ陥入
　爪）

上記の分類にそれぞれオーバーサイズネイルの
概念を加えると8分類になるが，省略させていた
だく．

この図5に示すように，②④が矯正治療，③④
でなおかつ難治性のものが外科的療法に適してい
るものとなることが多い．また，この図を使うと，
①→③，①→②，②→④へどのような時に移行す
るのかのイメージを付けていくことが容易にな
る．ここでは肉芽≒痛みとして分類している．

① 巻いていなくて痛みがないもの

正常な形態の爪である．しかしながらどこから
が巻き爪であり，どこまでがnormalな爪の形態
なのかの定義付けは明らかにはなっていない．

A．①→③への移行

巻いていなくても，深爪習慣がある方が履き慣

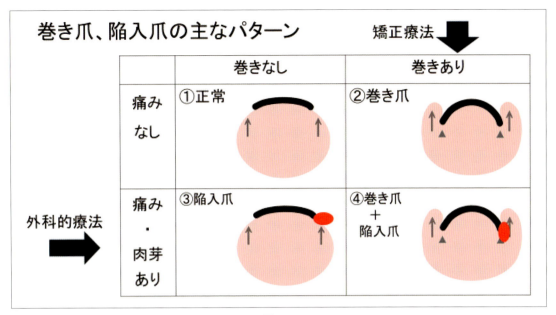

図 5.

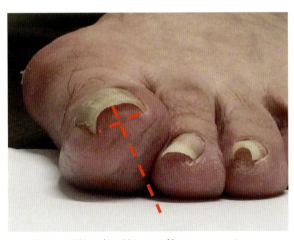

図 6. 母趾の床に対しての軸のローテーション

れないきつい靴を履いたり，登山やスポーツなどで長時間強い力を母趾にかけてしまうことで爪甲が周囲の軟部組織に傷を作ってしまうと①→③への移行が見られる．また，足構造の回内変形が見られる方は母趾のローテーションのために陥入することもあり，外反扁平が著しい方は巻き爪・陥入爪の予防のためにもインソール作成が推奨される．

B．①→②への移行

爪が巻いてくる理由には色々な説があるが，これについても未だに決定的な結論には至っていない．インソールを作成するようになってから，数多くの足を診察していると，外反扁平足のような母趾のローテーションを伴うものにも多く，凹足のような浮指傾向の足にも巻き爪の頻度が高いことが明らかに見受けられる．末節骨の底側からの荷重が減弱すると弯曲してくると思われる．老人ホームを往診する時に長期臥床の方や車椅子の方に巻き爪が多いことにも辻褄が合う．統計を取りながら今後の報告に役立てることができればと考えている（図 6）．

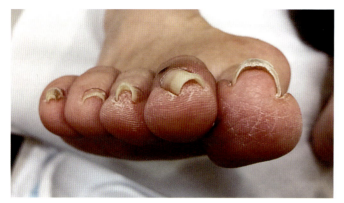
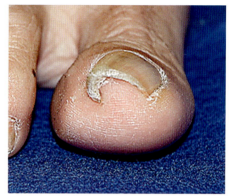

図 7. 巻き爪　　　　　　　　　　　　図 8. 巻き爪

② 巻いているが痛みがないもの(巻き爪)

巻き爪の形態を呈していても本人が痛みを全く自覚していないこともしばしばみられる(図 7, 8). 中には pincer nail のように爪の左右の先端が接触しようとしているような状況であっても痛みを自覚していない症例もある. また, 多くは「巻き爪なので伸ばしてください」という指導を受け, 伸びすぎて肥厚した状態が続いているために靴にあたって悪影響が出ている方も少なくない.

A．②→④への移行

この状態の巻き爪に先ほどのような外力(きつい靴, 登山やスポーツなど)が強くかかった時に④に移行することがしばしば見られる. また, 巻き爪は爪切りが難しいことが多く, 端まで切除することができなければ爪棘を残してしまい周囲の軟部組織に傷を作ってしまうことも多い.「深爪をすると巻き爪になる」ということを言われる方がいるが, 少し不自然な発言であり, 正確には「巻き爪の人は爪が安全に切りにくく, 結果, 陥入爪に陥ってしまう」ということであると思われる. 深く切ったところで正面から見た弯曲率が上がるとは考えにくいと思われる.

＜治療方針＞

この分類②痛みのない巻き爪は, 治療方針として, 迷うことが多い. 巻いていれば即座に矯正をして平坦にするべきかどうかということである. これは患者の希望や年齢, 活動量や経済状況によって大きく異なる. 当然, 爪甲は巻いている状態よりは平坦に近い状態の爪の方がトラブルは少ないものの, 矯正は自費であり高価なためどこまで積極的に治療を行うかは悩みどころである.

当院では痛みの少ない巻き爪は, 1 か月半～2 か月おきの爪切り再診として, フットケアのために受診してもらっているとともに, 痛みが出現し始めたら早急に受診してもらうように話している. 痛みのない巻き爪治療のゴールは自分で決めてもらうようにしている.

選択肢としては,

a．巻いたままで定期的に爪切りに来院してもらう. または, 自分で爪切りをしてもらう.
b．矯正をかけて経過を見る. ある程度平坦になったら矯正を外して経過を見てもらう.
c．完全に平坦になるまで矯正を行う.
d．完全に平坦になっても予防的に矯正具を付け続ける.

また, 矯正を行う時には, 巻き爪の原因に対する対策(外反母趾の治療, インソール作成, アーチ補正靴下など)をしなければ再発はほぼ必発であり, 矯正を外した直後の弯曲率を永続的に維持することは, ほとんどできないと最初から説明している.

③ 巻いていないが痛みがあるもの(陥入爪)(図 9)

A．深爪習慣によるもの

爪先の遊離部分を深く切り込みすぎると側爪郭にあたる部分が鋭角になってしまい, スポーツなどによって傷を作ってしまう. ただでさえ食い込んでしまうような部分に傷ができれば治癒過程に

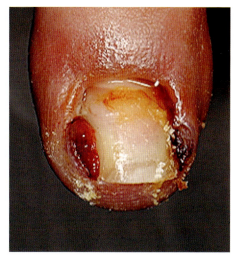

図 9. 陥入爪

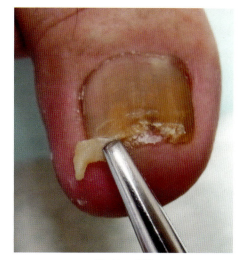

図 10. 爪棘

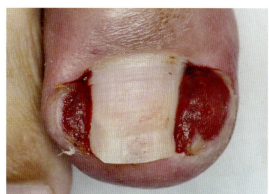
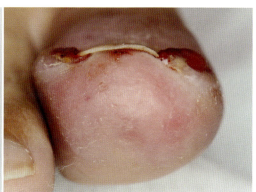

図 11. オーバーサイズネイルによる陥入爪

おいて腫脹し，さらに傷ができやすい状況になってしまう．治癒過程にある創部に繰り返し同部位に外傷を繰り返すと肉芽となってしまうと考えられている．中には爪切りの失敗によって爪縁まで切れておらず爪棘ができてしまっているもの(図10)も多い．

＜治療方針＞

まずはテーピング・コットン療法もしくは抗生剤や消炎鎮痛剤の内服，ステロイド外用療法を行い，肉芽や炎症の沈静化を図る．食い込みにくくすることによって，肉芽は縮小し，縮小すれば更に食い込みにくくなる．患者の希望にもよるが，1か月続けても沈静化が得られなければ陥入爪手術を検討する．

B．オーバーサイズネイルによるもの

爪甲の幅が母趾の幅に対して大きすぎるオーバーサイズネイル(図11)と呼ばれるものである．オーバーサイズネイルは，診断基準による定義付けはないが，爪切りを適切に行っていても側爪郭部分に容易に爪甲の辺縁があたり，傷を作ってしまう．

＜治療方針＞

オーバーサイズネイルの場合は保存的療法で沈静化しないものが多く，一旦は沈静化しても，容易に炎症を繰り返すことが多い．繰り返すようであれば陥入爪手術のような外科的療法を優先的に行うべき症例と考えている．陥入爪手術の合併症である爪甲の幅が永久的に狭くなるというのは，この場合はかえって好都合である．

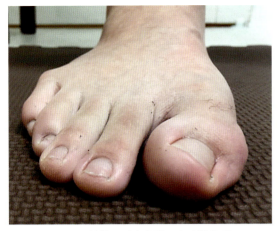

図 12. 母趾の回内変形による陥入爪

C．回内変形に伴うもの（図 12）

外反扁平足などのアーチのアライメント障害があるものは，ローテーションした母趾にバランス維持のために過屈曲した第Ⅱ趾があたっている症例がよく見られる．Ⅱ〜Ⅴ趾背側に目立つ拳胼胝が形成されている時には特に疑わしい．アーチが発達途中の中高生に多く，両側母趾の外側に同時に肉芽を形成している場合が多い．

＜治療方針＞

まずはテーピングや軟膏治療などの保存的治療を行いながら炎症の沈静化を図る．運動系の部活などで負担を繰り返しているようであれば，スパイクや運動靴をメインにインソールを作成し，バランスの改善を図ると効果的であると思われる．

④ 巻いていて痛みがあるもの

巻き爪の状態でも痛みがなく過ごすことができる方がいる一方，弯曲の程度に伴って痛みを感じる頻度が上がってくる・痛みの程度が強くなる方もいる．また，平坦な爪と比べて負担が少しかかっただけでトラブルを起こすことが多くなる．物理的に弯曲が強くなれば縦軸のボリュームが上がり，今まで通りの靴を履いていても爪周囲の軟部組織への圧が上がることが容易に考えられ，前述のように爪切りの難しさと共に②→④への移行の理由となる．

＜治療方針＞

状況によって前述の②③で述べた治療方針を混合させたものになるが，当院では肉芽による浸出液によって爪が浸軟しているかどうかによって方針を変えている．まとめると以下のようになる．

A．痛みを伴う巻き爪で肉芽・浸軟が見られない

＜治療方針＞

ワイヤー・プレートなどによる爪矯正で鎮痛を図っていく．

B．痛みを伴う巻き爪で肉芽があり，爪が浸軟している（図 13）

＜治療方針＞

VHO は装着不可能，プレート接着も浸軟している爪には無効である．内服・軟膏処置で収束を図るか，マチワイヤーが選択肢となり得る．

C．痛みを伴う巻き爪で肉芽が大きく炎症も強いもの，歩行困難などがあり QOL にかかわるもの，短期治療を望むもの（図 14）

＜治療方針＞

肉芽除去とともに陥入爪手術に踏み切る．術後の残存爪甲はさらなる巻き爪変形を起こすことがあり，爪甲の幅が狭くなる醜形を残すことがある．

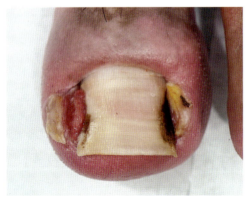

図 13. 痛みを伴う巻き爪で肉芽があり，爪が浸軟している症例

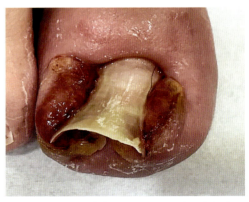

図 14. 痛みを伴う巻き爪で，肉芽が大きく炎症も強い症例

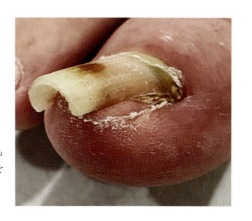

図 15.
巻き爪に対して内外両側の爪の部分切除を行った後,残存した幅の狭い爪甲が更に巻き爪変形を起こした症例

理想的な治療方針に反した症例

治療に難渋する方が数軒のクリニックを受診した後に当院に来院することも多い.その中で,理想的な治療方法に反したものを挙げてみるとデメリットに関して理解がしやすいかもしれない.

1.巻きが少ない陥入爪に対しての矯正療法

弯曲のない爪甲に対して矯正療法を施行して,長期間改善が見られない例が数多く見受けられる.完全に flat な爪というのはほとんど存在しないために少しは爪周囲の軟部組織に対してあたる場所が変わるかもしれないが,強固な肉芽が形成してしまっているような状態の爪にはほとんど意味をなさないと思われる.肉芽が大きく,陥入している部分が深く,炎症が遷延している例には速やかに陥入爪手術を行うべきであると考えている.

2.痛みのない巻き爪に対しての外科的療法

巻き爪に対して,内外両側の部分切除などの陥入爪手術を行うと一見形態が改善するように見える.側爪郭に隠れていた弯曲していた部分がなくなり上皮化するとともに,整った形態になってくる.しかし,巻き爪となってくる原因に対して何もアプローチをしないと残存した幅の狭い爪甲が更に巻き爪変形を起こしてくる(図 15).残存した爪が巻いたとしても,爪甲弯曲の半径は短くなっており,周囲の軟部組織に再度陥入する可能性は低い.しかしながら,爪甲の幅は上皮化を迎える(外来フォローを終えることの多い)術後 1 か月の頃よりは大分狭くなってしまうことが予想され

る.特に弯曲の強い巻き爪に対して陥入爪手術を行う時には爪甲の醜状変化に対して十分な説明が必要であると思われる.

まとめ

巻き爪陥入爪の治療において,適切な治療方針を選択するように考慮することが大切である.そのためにも,手術を行った際は術後変形をきたさないかどうかを長期的に経過観察すること,外科的療法を行う時には繊細な手技に細心の注意を払うこと,巻き爪の原因に対して留意し,矯正療法は必ず再発してくることを十分に伝えたうえで治療のゴールをどこに定めるかを明確にしておくことが大切であると思われる.当院における治療方針フローチャート(図 16)をにまとめる.

参考文献

1) 西田壽代:管理困難な爪のケア,足病変がある場合のケア.はじめよう!フットケア 第 3 版.156-161,日本看護協会出版会,2013.
   Summary フットケア指導士の教科書.
2) Maeda, N.: Nail abrasion: A new treatment for ingrown toe-nails. J Dermatol. 17: 746-749, 1990.
   Summary 厚い爪甲への abrasion の解説.
3) 三浦淳子:ドイツ Bernd Stolz のシステムによる B/S Brace 陥入爪に対する保存的処置について.靴の医学. 7: 117-118, 1993.
   Summary B/S Brace の解説.
4) 東 禹彦:爪変形に対する人工爪の利用.医学のあゆみ. 176(4): 242-243, 1996.

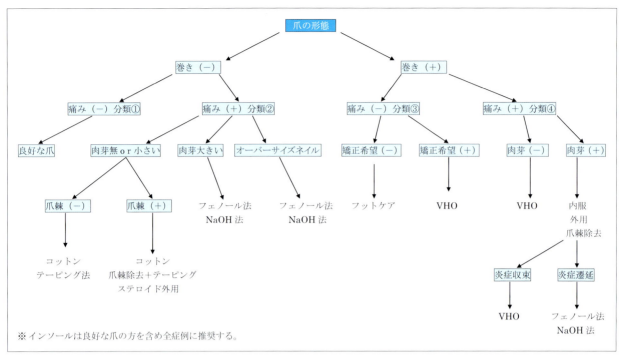

図 16. 当院における巻き爪・陥入爪の治療方針

Summary 人工爪を使っての治療.

5) 町田英一ほか：超弾性ワイヤー(super elastic wire)による陥入爪, 弯曲爪の治療. 日足外会誌. **20**(1)：87, 1999.
Summary 超弾性ワイヤーの有用性について.

6) 倉片長門, 鈴木啓之：陥入爪の成因の検討ならびに陥入爪に対するVHO法の効果について. 日皮会誌. **114**：173-178, 2004.
Summary VHO法の有用性について.

7) 東　禹彦：爪―基礎から臨床まで― 改訂第2版. 153, 金原出版, 2016.
Summary 各治療法の比較.

8) 田村敦志：＜陥入爪の治療方針に関するdebate＞14. 症例により外科的操作が必要と考える立場から. 爪の診療実践ガイド. 105-114, 全日本病院出版会, 2016.
Summary 外科的療法についての解説.

9) 上竹正躬：陥入爪(爪刺)の治療―爪母基フェノール法の紹介―. 日本医事新報. **3244**：14-18, 1986.
Summary フェノール法の初の紹介.

10) 鬼塚卓弥：Ingrown nail 爪刺(陥入爪)について. 形成外科. **10**：96-105, 1967.
Summary 鬼塚法の初報告.

11) 児島忠雄ほか：われわれの陥入爪の手術法. 形成外科. **25**：515-524, 1982.
Summary 児島法の初報告.

12) Grover, C., et al.：Controlled trial comparing the efficacy of 88% phenol versus 10% sodium hydroxide for chemical matricectomy in the management of ingrown toenail. Indian J Dermatol Venereol Leprol. **81**(5)：472-477, 2015. doi：10.4103/0378-6323.163787.
Summary フェノール法とNaOH法の比較.

13) Bostancı, S., et al.：Complications of sodium hydroxide chemical matrixectomy：nail dystrophy, allodynia, hyperalgesia. J Am Podiatr Med Assoc. **104**(6)：649-651, 2014. doi：10.7547/8750-7315-104.6.649.
Summary フェノール法とNaOH法の合併症の報告.

14) 児島忠雄ほか：巻き爪. 形成外科. **37**：S329-S332, 1994.
Summary 巻き爪・陥入爪の詳細な分類.

15) Heifetz, C. J.：Ingrown toe-nail. Am J Surg. **28**：298-315, 1937.
Summary 陥入爪の重症度分類.

16) 青木文彦：【爪治療マニュアル】陥入爪・巻き爪の治療：保存療法. PEPARS. **44**：35-46, 2010.
Summary 詳細に分類された巻き爪・陥入爪に対して有効な治療法の比較検討.

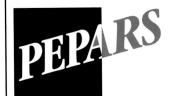

◆特集/爪・たこ・うおのめの診療

陥入爪に対する私の外科的療法

山口 健一*

Key Words：陥入爪(ingrown nail)，フェノール法(nail matrix phenolization)，NaOH 法(NaOH method)，鬼塚法(Onizuka's method for ingrown nail)，児島法(Kojima's method for ingrown nail)，部分抜爪(partial removal of the nail plate)，趾ブロック(digital nerve block)

Abstract　陥入爪手術に関しては多くの議論があるが，術後に爪甲変形をきたした時に積極的に再診する例が少なく，以前から長期的な評価をしにくい状況であったと思われる．フットケア外来を開設してからは爪切りや胼胝削りのみを目的に通院を続ける患者が増え，陥入爪術後の長期的な経過観察も非常にやりやすくなった．術後1～2か月は問題なく経過し，通院を終了としていた患者も年単位で経過を見ると色々な問題が見えてくるようになる．それらを踏まえた上で，筆者は陥入爪手術に関して try & error を重ねてきた．① 痛くない麻酔で，② 術後変形が少なく，③ 手術手技が早く外来診察の流れで無理なく行え，④ 術後の疼痛も少なく，⑤ 完治が早い．これらの目標項目をどのようにしたら満たせるのかを考えたテクニックを，フェノール法に代わる NaOH 法を中心に述べさせていただいた．少しでも役立てていただければ幸いである．

はじめに

陥入爪の手術療法については鬼塚法[1]・児島法[2][3]をはじめ側爪郭の楔状切除が長年行われてきた．1986年に上竹らが日本にフェノール法を紹介[4]してからも検討が進み，低侵襲でなおかつ再発しにくい手法が検討されてきた[5][6]．フェノール法は創部を開放創にするために感染している症例にも施行することが可能であり，外来において短時間に行えるもので再発が起こりにくく，術後の形態を比較的良好に保つものとして，外科的療法が必要な症例に次第に行われるようになってきた．フェノール法は創部が上皮化するまでおよそ3～4週間かかっていたが，筆者は数年前に米国の足病外科医に師事してから，フェノール法から NaOH 法[7]～[9]に治療方法を変更した．フェノール法を使用していた時期よりも良好な成績を得られている．

NaOH 法に関しては国内では検討が少なく，経験論が先行してしまう．しかしながら，爪の専門クリニックを開業し2年強で陥入爪手術の件数は349件となり，全例において NaOH 法を施行している．従来のフェノール法と大きく異なる点は駆血を必要とせず，薬品と爪母部分への接触時間は60秒ほどである．結果として，フェノール法よりも低侵襲であり，手技も簡便なために短時間で施行できるメリットがあり，再発においても明らかに再発率が下がっていた．

また，前述したように術後の長期経過においても他施設と比べ多くの症例を追うことができているのではないかと考えている．結果として，当施設での明らかな再発は10例未満であった．これは決して10/349例だけと考えるものではなく，他院にかかるようになってしまった例や，再発はしているが再診をするほどではない例も数多くいることを前提に考えなければならないことも承知している．陥入爪の外科的療法に否定的な意見も多いが，今回は端折られがちな麻酔の方法と使用機

---

* Kenichi YAMAGUCHI, 〒227-0062　横浜市青葉区青葉台 2-11-4 SG ビル 2 階　爪と皮膚の診療所形成外科・皮膚科，院長

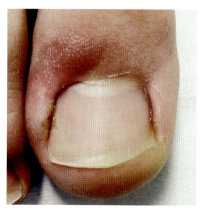

図 1. 爪の幅に対して明らかに爪甲の幅が広いオーバーサイズネイル

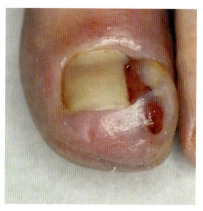

図 2. 肉芽が大きく，保存的療法では難治である症例

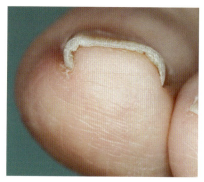

図 3. 上縁部分は殆ど平坦であるが，側縁から急な角度で巻いているステイプラー型の陥入爪

材，手術手技なども詳しく説明しながら今まで培ったアイデアとともにそれに対する私見を述べる．

陥入爪手術の適応

大まかな適応に関しては前稿で述べたが，さらに詳細を述べる．

1．オーバーサイズネイル（図 1）

母趾の幅に対して明らかに爪甲の幅が広く，爪の切り方が正しいにも関わらず側爪郭部分に炎症を繰り返しているもの．実際には靴の適合性，母趾のローテーションと第Ⅱ趾のハンマートゥ変形が大きく関わっていることが多いが，今回は省略させてもらう．

2．保存的療法で難治であるもの（図 2）

肉芽が大きく，各種保存的療法を長期間行っても改善の見込みがないもの．

3．ステイプラー型の陥入爪（図 3）

上縁部分は殆ど平坦であるが，側縁から急な角度で巻いているもの．矯正も適応ではあるが，術後の瘢痕が目立ちにくく，手術療法を行うと非常に落ち着いた形態になることが多いために，通常の形態よりも手術の適応は高いと考えている．

4．自ら積極的に手術療法を望む場合

ワイヤー法などの保存的療法を繰り返すことを好まず，多少の外見の醜形変形を引き換えにしても保険診療による根治治療を求める方，自費診療に今まで膨大な金額を費やしても症状を繰り返し，根治術を求める方．

上記を考えている．各施設で意見の分かれるところは，②の「各種保存的療法に難治である」というところで，どのくらいの期間をかけて抵抗を示すと判断するかというところであると思われる．保存的療法で大きな肉芽に挑み続け，やっと縮小したという例があったとしても治療期間が 10 か月を超えているような例も見受けられる．スポーツ系の部活を行っている中高生が 10 か月の間部活を十分にできなければ大問題である．また，そのような症例は陥入爪手術を行うと運動に障害が出るとアドバイスされたと言われることが多いが，しっかりした手順で低侵襲に陥入爪手術を行った方が，運動能力に障害が出てしまったという例は私が知り得た限りではエビデンスとしてはない．外科的療法に否定的な施設の先生方には是非とも，①痛みの少ない麻酔で，②完治までの期間が短く，③術後変形や運動障害が出ない手術も存在すると知ってほしい．

趾ブロック麻酔方法

「陥入爪の手術は麻酔が痛い」，「昔，爪処置の時の麻酔が痛くて耐え難いものであったので，何とか麻酔をかける処置以外の方法でやって欲しい」．これらの意見は外来をやっていると非常に頻繁に耳にする．局所麻酔時の疼痛の減弱に対して配慮している施設は非常に少ないと見受けられる．少し工夫をするだけで格段に痛みが抑えられると考えている．

疼痛を減らす方法は色々検討を重ねているが，

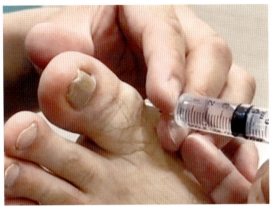

図 4. 予麻酔として 31 G 針を使用して 1%キシロカイン®0.5 ml ずつを背側皮下に 2 か所に局注し，2 分待つ．

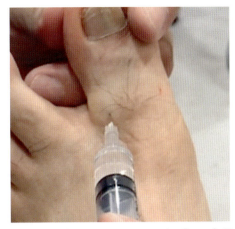

図 5. 27 G 針にて 1%キシロカイン®2 ml を背側から底側に向けて 2 か所に注入し，把持する指の指腹部で底側に触れながら皮下に膨隆ができる

現在行っている流れは以下のようである．
① 手術セッティング時に，穿刺予定部分をマジックもしくはピオクタニンペンでマーキングし，ペンレス®テープを手術の 1～2 時間前に貼付するように指示する．
② 手術時はペンレス®テープを剝がし，アルコール綿で消毒をしてから，コールドスプレーを使用し，鎮痛のために穿刺部を冷却する（コールドスプレーはメーカーによって使い心地が異なるので，凍傷にさせないために自分の皮膚で試してから使用することをお勧めする）．
③ アルコール綿で消毒をしてから，予麻酔として 31 G 針を使用して 1%キシロカイン® 0.5 ml ずつを背側皮下に 2 か所局注し，2 分待つ（図 4）．キッチンタイマーを使用し，その間にカルテ記入をすると便利である．
④ 27 G 針に針を付け替えて 1%キシロカイン® 2 ml を背側から底側に向けて 2 か所に注入し，把持する指の指腹部で底側に触れながら皮下に膨隆ができることを確認し，5 分待つ（図 5）．
⑤ 肉芽や爪棘等を圧迫するなどして麻酔の効果判定を行い，疼痛がある場合はさらに 5 分待つ．
⑥ 待ってみても痛みがある時にはさらに総量 2～4 ml を ④ の位置に追加投与とする．神経走行に個人差があるので，2 回目に注入する位置は初回から少し変化を付けるように工夫する．
⑦ 疼痛が完全に脱失していることを確認してから手術を開始する．

注 釈

細い針を使用してゆっくり注入すれば痛みは少ないはずであるが，注入に時間がかかれば精神的苦痛は長くなる．また，33 G エンジェルニードル®を使用して ③ の予麻酔を行えばほぼ無痛であることを自身の母趾で数か所穿刺して確認しているが，33 G 針 1 本のコストは 31 G と比較して高価であることが難点である．

当初は痛みがなくても術中に抜爪する時になって痛みが出る場合もある．その時には ④～⑤ を繰り返す．抜爪する時点で痛みが出ていればその後の爪母の薬品処理にはもっと痛みが強くなると思われるので，そのまま手術を進めないように気を付ける．

ペンレス®テープは実際にはある程度の鎮痛作用は得られ，患者への精神的負担を軽減する作用も大きいと思われる．

一工夫として，患者が自分で穿刺部分を小氷囊で冷却するというのは非常に有意義なものがある．「医者にこれから痛いことをされる」という恐怖心を和らげるために，どのような形でもよいので麻酔手技を患者と医師との共同作業にすることで自覚する痛みを和らげる効果がある．何度か恐怖心が強い患者に試している方法ではあるが，非常に効果的であったと考えている．

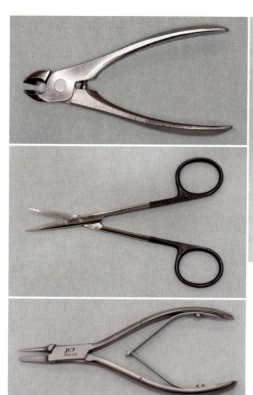
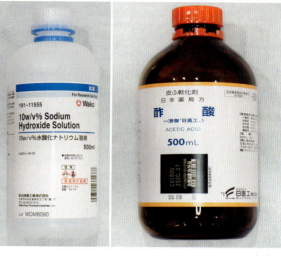

図6. 筆者がNaOH法に使用している主な手術器具・薬品
 a：爪切り：爪切りクラシック®足用（諏訪田製作所）
 b：小剪刃：「榊」尖鋭剪刀スーパーカット（直）12.0 cm®（MAコーポレーション）
 c：ネイルニッパー：J031-135®（JCT）
 d：NaOH：10 w/v％水酸化ナトリウム溶液®（和光純薬工業）
 e：酢酸：ニッコー®（日興製薬販売）

手術器具・薬品

1．爪切り

諏訪田製作所の爪切りクラシック®足用を使用している（図6-a）．斜め刃で慣れるまで時間がかかるかもしれないが，切れ味がよく，厚い爪を簡単に切ることができる．また，ドイツ製の爪切りと異なり，切れ味が悪くなったら研ぎや修理にも対応してくれる．

2．小剪刀

刃が肉薄でギザ刃であり，直である剪刀が一番条件を満たしていると考えられる．刃が肉厚であると残す予定の爪甲部分が爪床から剝離してしまう．剝離した部分に薬品が流入すると爪甲変形をきたすことがあり得る．

当院においてはMAコーポレーション「榊」尖鋭剪刀スーパーカット（直）12.0 cm®を使用している（図6-b）．

3．手術中に爪甲を縦に切るためのネイルニッパー

JCTのネイルニッパー（J031-135）®を使用している（図6-c）．最初の切除ラインをカットする時に爪甲剝離をなるべく抑えたままブレることなく正確にカットできる．

4．モスキート

薄いもので，鉤なし・直のものが理想と思われる．爪母部分を引き抜く時にはブラインド操作になるので，爪母組織を残さないようにデリケートに操作をし，なおかつ愛護的に爪床から爪甲を剝がす必要がある．当院では形成医科工業のF150モスキート止血鉗子 無鉤 直型10.5 cm®を使用している．

5．NaOH

当院では和光純薬工業の10 w/v％水酸化ナトリウム溶液®を原液のまま使用している（図6-d）．

6．綿 棒

太さは好みもあると思われるが，NaOHを綿棒先に余分に吸収させても周囲に付着するリスクが少ないように，極細2.0 mmの太さのものを使用している．1か所に4本の綿棒を使用している．

7．酢 酸

当院では日興製薬販売の酢酸「ニッコー」®を原

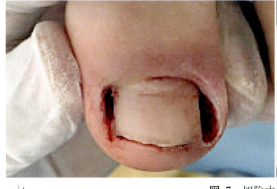
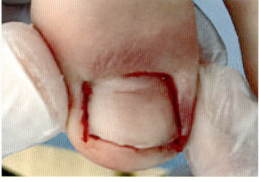

図 7. 切除する幅の決定
a：基本的には肉芽を切除して爪の全体像を見ながら切除幅を考える．当院での平均的な切除幅は2～3 mm 程度である．
b：爪の切除後に指で側爪郭を圧迫して自然に寄る程度を意識して切除する．

液のまま使用している(図6-e)．シリンジは局注に使用する麻酔薬と間違えないように青色のピストンのものを使用するようにしている．

手術方法

当院で行っている NaOH 法について説明を行う．今まで行われてきたフェノール法と大きく異なる点は駆血を必要としない点，数分待つことを必要としない点である．麻酔がかかった後は1か所の手術であれば5～10分程で終了することができる．

1．爪切り・爪削り

余分に長い爪甲や肥厚した爪甲は繊細な手術手技の妨げになる．特に陥入爪・巻き爪に長期間悩んだ方は爪を伸ばすように指導を受け，必要以上に伸ばしすぎている場合がしばしば見られる．そのために，手術前に爪切りと爪削りを行うことは必須であると思われる．

2．切除する幅の決定(図7)

オーバーサイズネイルであればある程度ボリュームを多めに取りながらデザインしても構わないが，基本的には肉芽を退かして爪の全体像を見ながら切除幅を考える．当院での平均的な切除幅は2～3 mm 程度である．切除後に指で側爪郭を圧迫して自然に寄る程度を意識して切除している．

3．切除ラインの縦方向への爪切り(図8)

切除幅を決定したら，爪床上皮と爪下上皮の組

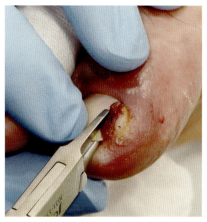

図 8. 切除ラインの縦方向への爪切り
切除幅を決定したら，爪床上皮と爪下上皮の組み合わさる線に沿って切除ラインを決め，切除ラインに沿ってネイルニッパーを挿入し，見えている爪甲部分の2/3 程度まで挟み切る．

み合わさる線に沿って切除ラインを決める．爪甲の成長方向が斜めになっている時にはこのラインが斜めにずれてしまいやすいが，よく見て気をつけてデザインする．切除ラインに沿ってJCT社のネイルニッパーを挿入し，見えている爪甲部分の2/3 程度まで挟み切る．爪甲を切開する時には，どのような時も爪床からなるべく浮かないように工夫をしながら切除を進める．

4．爪甲の爪母部分までの切開(図9)

爪甲を爪母部分まで切開する時には，残す爪甲側を爪床から剝離させないことに細心の注意を払わなければならない．何故なら爪甲が過度に爪床

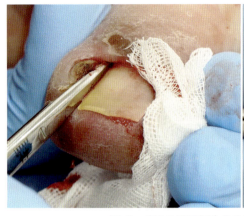 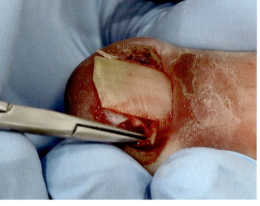

図 9. 爪甲の爪母部分までの切開（右利き用ハサミの場合） a｜b
ハサミの構造により，右を切る際と左を切る際はやり方が異なる．
　a：向かって左を切開する時．爪を圧迫せずに真っ直ぐに切除して問題ない．
　b：爪甲を最初に切った 2/3 の部分で起こして，除去する側の爪甲が邪魔にならないようにしてから爪母部分まで切除する．

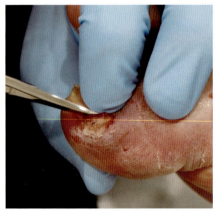 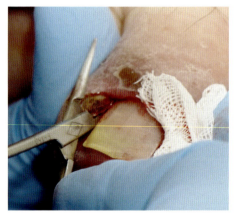

図 10. 爪甲の爪母部分までの切開（右利き用ハサミの場合）
向かって右を切除する場合には，指の先端で爪甲の切除ラインに最も近い部分を強く圧迫しながら爪母部分まで切開を行う．

図 11. 爪甲・爪母の爪床からの剝離
モスキート鉗子を開いて挿入し，爪床をなるべく傷つけないように爪甲・爪母を剝離する．

から浮いてしまうと薬液が流れ込み爪床部分に化学熱傷を作ってしまう．右利き用のハサミはカシメ（ハサミの交差部分）を中心として左側は刃が下から上がってくる．カシメの右側は上から刃が下りてきて挟み切る構造となっている．そのため，母趾爪甲の向かって左を切開する時と右を切開する時でやり方が少し異なる．

図 9-a のように向かって左を切開する時にはそのまま真っ直ぐに切除して問題ない．下から上がってくる刃が持ち上げる側は切除する小さい爪甲片のために多少剝がれても問題ない．

しかし，図 9-b のように母趾の向かって右を切除する時には，残す側の爪甲をなるべく爪床から剝がさないように注意しなければならない．筆者はそのために，① 爪甲を最初に切った 2/3 程の部分で起こして，切除する側の爪甲が邪魔にならないようにしてから爪母部分までハサミを入れて切除する（図 9-b），② 指の先端で爪甲の切除ラインに最も近い部分を強く圧迫しながら切開を行う（図 10），などの工夫をしている．

5．爪甲・爪母の爪床からの剝離（図 11）

爪甲を爪床から剝離する時には鈍的に操作を行い，爪床をなるべく傷つけないようにしている．モスキートを使用しているのは，開いて挿入すれ

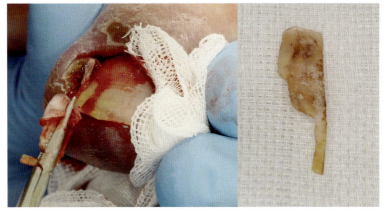

図 12．爪甲の部分抜爪
切離した爪甲をモスキート鉗子のなるべく広い面積で軽くつまみ，向かって左を切除する時は右回転，右を切除する時は左回転で，背側爪母のクチクラと爪甲を一塊としてゆっくりと確実に引き抜く．

ば先端がどの辺りを剝離しているかが容易にわかるためである．爪母の先端は想像よりもやや深い位置にあることを認識し，奥まで確実に剝離し，取り残しがないように注意する．

6．爪甲の部分抜爪（図12）

切離した爪甲はモスキートのなるべく広い面積で軽くつまみ，向かって左を切除する時は右回転，右を切除する時は左回転で，背側爪母のクチクラと爪甲を一塊としてゆっくりと確実に引き抜く．背側爪母から側爪廓に連続する皮膚は後の爪母の薬品処理の時に邪魔になるので，自然に剝離できる部分をそのまま引き抜いて切離する．この連続する皮膚を引き抜きたいために，クチクラと爪甲背側部分はモスキートでほとんど剝離していない．つまり，剝離するのは爪床と爪甲の間だけにしており，剝離しなくても自然な力で容易に切除できる．強く掴み過ぎると浸軟した爪甲は容易に千切れてしまう．千切れてしまったらその時には駆血を行い，視野を確保し確実に見つかるまで爪母部分を探す必要がある．切離した爪母が残っていると創部が治癒しないことが非常に多い．どうしても千切れた残存爪母が見つからない時には術後再診の時に麻酔を特にかけずに探すと容易に見つかることもある．

7．肉芽の処理（図13）

肉芽の処理も施設によってやり方が分かれる．

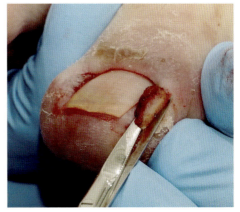

図 13．肉芽の処理
肉芽を処理する際には，底側の趾動脈を駆血するように意識して左手の母指と示指で把持すれば駆血をしていなくても，十分に出血はコントロールできる．

肉芽を作る原因がなくなったので切除しなくても自然縮小するという意見と，切除して切除断端面を含めて薬品処理するというやり方である．前者の理論でもよいが，術後の爪甲変形を少なくするために切除幅を少なめに見積もっていると，治癒過程において残存爪甲の縁が肉芽にあたって新たな創を作ることがあるために，なるべく肉芽は切除するようにしている．駆血をしていなくても，底側の趾動脈を駆血するように意識して左手の母指と示指で把持すれば十分に出血はコントロールできる．

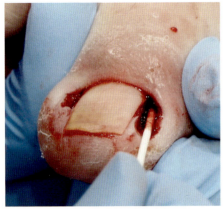

図 14. NaOH 塗布
NaOH の付着した綿棒を 1 か所につき 4 本入れ替えて爪母部分を化学処理する．NaOH と爪母の圧抵時間のベストは 60 秒である．

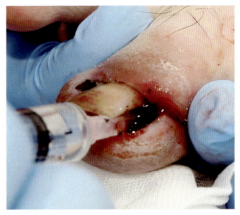

図 15. 酢酸による中和
酢酸を使用して中和する．当院では内外 2 か所に対して，10 m*l* 程用意し，側爪郭内部に散布している．

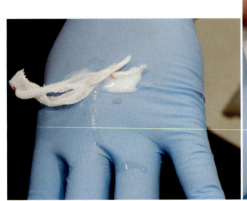
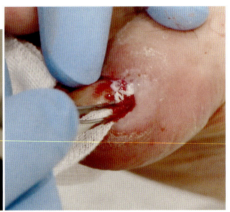

図 16. コメガーゼ挿入　　　　　　　　a｜b
リンデロン®VG ローションを塗付したコメガーゼにて，圧迫止血をする．

8．NaOH 塗布（図 14）

フェノール法を学んだ時には確実な駆血と脱血を行うことによって，フェノールの蛋白凝固変性作用をしっかり保つ必要があると教育された．血液と作用すると黒色化して，無効化してしまうためである．しかし，NaOH で母趾を先ほどのように把持し，活動性の出血が強くない状態であれば，そのまま NaOH の付着した綿棒を 1 か所につき 4 本入れ替えて爪母部分を化学処理している．NaOH と爪母の圧抵時間のベストは 60 秒であり，1 か所であればややゆっくり目に綿棒を交換し，内外両側の爪母を同時に処理したとしても手早く行って開始から中和まで丁度 60 秒程である．

9．酢酸による中和（図 15）

酢酸を使用して中和する．当院では内外 2 か所に対して 10 m*l* 程用意し，側爪郭内部に散布している．また，1 m*l* だけ残して使用済みのシャーレ内の NaOH を中和し，術後に片付けをする看護師が触れて怪我を負わないようにしている．

10．コメガーゼ挿入（図 16）

創傷治癒の浸潤療法の概念から言えば，ガーゼではなく何かしらの創傷被覆材を使用して閉創する方がよいのかもしれないが，アルギン酸含有のものなどは内部に残存するような使いにくさがあり，当院ではコメガーゼによる圧迫止血という形に甘んじている．外用薬はワセリン基剤の軟膏などは浸出液に蓋をしてしまいがちになる（特に怖がって石鹸洗浄を行わない方）ため，リンデロン®VG ローションを使用している．コメガーゼにも塗布するとともに，術後も 1 週間使用しても

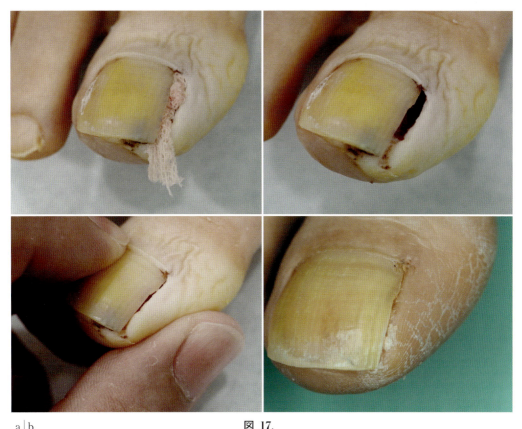

図 17.
a：術後 1 日目
b：止血コメガーゼのために孔は広い．
c：寄せてみて自然な形態を確認
d：術後 1 週間後ほぼ上皮化．黄色はカットバンのアクリノールによる色素沈着

らっている．

11. ドレッシング

創部からの止血が止まっていることを確認してからカットバン 2 枚を使ってドレッシングしている．肉芽が大きかった時などはガーゼ＋伸縮テープで，ドレッシングを行っている．カットバンは粘着力が強く，染み出しが少ないニッコーバン®のLサイズのものを使用している．このカットバンは創部に軽く引っ張りながら巻き付けることによって止血効果のある圧排ができると思われるが，爪甲にアクリノール液の黄色い色が付いてしまうのが欠点である（図17-d）．最後の受診時にグラインダーで爪の表面を削っている．

手術後の経過観察（図 17）・自己洗浄指示

当院においては手術の翌日もしくは翌々日に来院してもらっている．コメガーゼを引き抜くとともに過剰な出血のないことを確認し，軽く洗浄するとともにステロイドのローション剤をカットバン側に塗布して，創部にあたるように貼付している．

また，夜からの自己洗浄のやり方を指導している．洗剤が接触するのは全く問題ないと話し，通常のタオルやティッシュペーパーで水気を取ってから同様の外用＋カットバン処置を指示している．

1 週間はシャワー浴のみを可として，浴槽入浴は控えてもらっている．また，その他の生活制限としては，プール，温泉などの，長時間水に浸るものは 2 週間，内容と経過にもよるがスポーツも 2 週間を目安に控えてもらっている．高いヒールなどのきつい靴も控えてもらっているが，わざわざサンダルで生活してもらうほどではない．カットバンのみのドレッシングなので，通常の靴下や革靴は履いてもらっている．

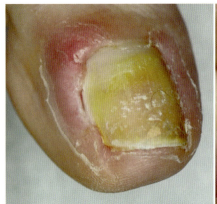
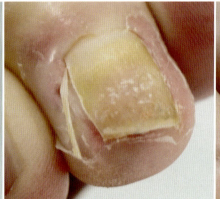
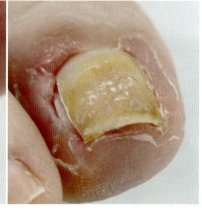
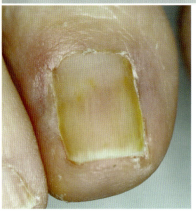

a	b	c
d		

図 18.
残存爪甲に皮膚があたって肉芽が新生する場合がある.
 a：新生した肉芽
 b，c：無麻酔で先端が鋭な爪切りを使用して，爪甲側縁を爪母部分まで縦に 1 mm 程度の幅を切除する.
 d：爪母部分を薬品処理してはいないので，爪の幅は炎症が治まった後に保たれて生えてくる.

よくある術後トラブルとその対応

1．短期的なもの

A．残存爪甲に皮膚があたって肉芽が新生している時

術後2週間くらいで残した爪甲の側縁部分が側爪郭の皮膚にあたって新たに傷を作り，肉芽を新生することが稀にある．一見，切除幅が足りなかったのかと考えるが，大抵の場合は母趾のローテーションのために内側に外力が強くかかっているか，外側の第Ⅱ趾が過屈曲となって圧排しているかのどちらかである．つまり，足の骨構造によるアライメント不良が原因の根本にある．

この新生肉芽を恐れて爪甲の切除幅を手術当初から広くすると，術後の爪甲が過分に狭くなってしまう．対処法としては，麻酔を使わずに先端が鋭な爪切りを使用して，爪甲側縁を爪母部分まで 1 mm 程の幅を縦に切る．術後の爪甲側縁は 1 mm 程度であれば浸出液によって剝離しており痛みをさほど感じることもなく切離できる．また，新たに爪母部分を薬品処理していないので，将来的な爪の幅は炎症が治まった後に保たれて生えてくる（図 18）.

B．抗生剤軟膏による接触性皮膚炎

C．痂皮化が早すぎて痂皮下に膿瘍形成（図 19）

術後に洗浄を指導しても，なかなか理解が得られないことがある．「濡らさないように注意して，一生懸命消毒をしていた」という方も少なくない．稀に血痂が創部に蓋をしてしまい，創部に溜まった膿汁が内部で陽圧になると周囲に蜂窩織炎を起こすことがある．1週間おきに再診してもらうのはこの血痂と不良肉芽を除去するためと考えている．発赤腫脹を起こしていれば内服も処方している．

2．長期的なもの

A．小爪の再発

フェノール・NaOH にて爪母部分を処理しても，再発を起こすことは避けられないと考えている．同様に処置を行っても，ミクロレベルでの爪母細胞を完全に処置できたかどうかは確認が不可

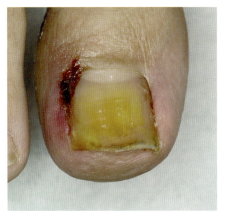

図 19. 痂皮化が早すぎて痂皮下に形成された膿瘍

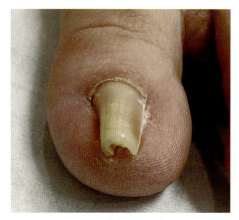

図 20. 残存爪甲の巻き

能であり，術後4〜6か月ほどで靴下が再発した小爪に引っかかるという訴えと共に受診することが多い．対応としては，高齢者で数か月に1度再発した爪を根元から爪切りするだけで快適に生活ができれば，そのまま付き合ってもらうことも多い．あまりに大きい場合や生活に支障をきたすようであれば，再手術をすることもある．

B．側爪郭部分の再陥入

術後に一旦上皮化して，数か月〜数年経過してから爪甲側縁に肉芽ができてしまうこともよくある．小爪が認められない場合，大抵は母趾のローテーションによるものであり，ハードに運動系の部活をやっている中高生で回内変形が強い方に多い．インソールを使用してもらうことによって改善を狙っていくことができる．テーピング指導をするとともに，インソール作成を勧めている．

C．残存爪甲の巻き（図20）

巻き爪に対して陥入爪手術を行った場合や，術後に巻き爪に陥る様々な原因に晒された場合に，残存した幅の狭い爪甲が巻いてしまうこともしばしば見られる．術後1か月後に外来に通院によるフォローを終了し，その時はきれいな状態の術後経過であっても，1年後には残った爪が巻き爪変形を起こしてしまっていたなどという例が稀にみられるが，確認する機会がなければ術者も気が付いていないということも十分考えられる．

考　察

NaOH法については国内ではあまり耳にすることは少ないが，海外文献にはフェノール法と比較されたものが数多く見られる．フェノール法は術後の上皮化までに時間がかかり周囲の組織損傷が多く疼痛が強いのに比べ，NaOH法は短時間の接触で爪母を処理することが可能であり，再発率には有意な差は見られなかった[7]〜[9]．また，程度の差はあると思われるが，糖尿病患者への陥入爪手術においても安全かつ良好な成績を収めていると報告されている[10]．また，爪母へのNaOHの接触時間についても30秒では再発率が29.1％に上り，1分と2分では再発率には差はないものの，2分接触させた例は上皮化に6週間程かかったという報告も見られた[11]〜[13]．藤森らはフェノールの爪母への接触時間と治癒期間，再発率の関係を調査し，フェノールの圧抵時間は30秒では再発が多く，100秒以上で良好な成績が得られるとまとめている[14]．

まとめ

これらの意見をまとめてみてもフェノール法よりもNaOH法の方が優れていることが予想される．筆者が15年前に大学医局にいた時には完全に駆血と脱血をしてからフェノールを5分接触させる必要があると教育されたが，新たな情報を得なければよりよい医療を施術できないと痛感した．

今回この方法を報告するとともに，フェノール
に代わる有用な手技ではないかと考える．

参考文献

1) 鬼塚卓弥：Ingrown nail 爪刺（陥入爪）について．
形成外科．**10**：96-105，1967．
Summary　鬼塚法の初報告．

2) 児島忠雄ほか：われわれの陥入爪の手術法．形成
外科．**25**：515-524，1982．
Summary　児島法の初報告．

3) 菅野百合ほか：陥入爪児島法術後 10 年経過症例
の追跡調査．形成外科．**59**：768-777，2016．
Summary　児島法術後 10 年以上経過した症例の
アンケート調査．

4) 上竹正躬：陥入爪（爪刺）の治療―爪母基フェノー
ル法の紹介―．日本医事新報．**3244**：14-18，1986．
Summary　フェノール法の初の紹介．

5) 木股敬裕ほか：フェノール法による陥入爪の治療
成績．形成外科．**35**：179-190，1992．
Summary　フェノール法の長期経過について

6) 山田　潔ほか：【爪・指尖部の治療】陥入爪に対す
るフェノール療法．PEPARS．**13**：67-74，2007．
Summary　フェノール法について，図を用いて
詳細に解説．

7) Grover, C., et al.：Controlled trial comparing the
efficacy of 88% phenol versus 10% sodium
hydroxide for chemical matricectomy in the
management of ingrown toenail. Indian J Der-
matol Venereol Leprol. **81**(5)：472-477, 2015.
doi：10.4103/0378-6323.163787.
Summary　フェノール法と NaOH 法の比較．

8) Bostancı, S., et al.：Complications of sodium
hydroxide chemical matrixectomy：nail dystro-
phy, allodynia, hyperalgesia. J Am Podiatr Med
Assoc. **104**(6)：649-651, 2014. doi：10.7547/875
0-7315-104.6.649.

Summary　フェノール法と NaOH 法の合併症の
報告．

9) Bostanci, S., et al.：Comparison of phenol and
sodium hydroxide chemical matricectomies for
the treatment of ingrowing toenails. Dermatol
Surg. **33**(6)：680-685, 2007.
Summary　NaOH 法とフェノール法の比較．再
発率は変わらず，フェノール法の方が上皮化が遅
い．

10) Tatlican, S., et al.：Chemical matricectomy with
10% sodium hydroxide for the treatment of
ingrown toenails in people with diabetes. Der-
matol Surg. **36**(2)：219-222, 2010. doi：10.1111/
j.1524-4725.2009.01351.x.
Summary　NaOH 法の糖尿病患者への有用性．

11) Bostanci, S., et al.：Chemical matricectomy with
sodium hydroxide：long-term follow-up results.
Dermatol Surg. **40**(11)：1221-1224, 2014. doi：
10.1097/DSS.0000000000000136.
Summary　NaOH 法の爪母処理時間 1 分のもの
でも長期経過は良好．

12) Kocyigit, P., et al.：Sodium hydroxide chemical
matricectomy for the treatment of ingrown toe-
nails：comparison of three different application
periods. Dermatol Surg. **31**(7 Pt 1)：744-747：
discussion 747, 2005.
Summary　NaOH 法の爪母処理時間は 30 秒では
再発し，2 分では長すぎる．

13) Ozdemir, E., et al.：Chemical matricectomy with
10% sodium hydroxide for the treatment of
ingrowing toenails. Dermatol Surg. **30**(1)：26-31,
2004.
Summary　NaOH 法の爪母処理は 1 分も 2 分も
再発率は変わらない．

14) 藤森佐和子ほか：陥入爪治療におけるフェノール
法での圧抵時間，治癒期間，再発率の比較検討．
臨皮．**60**：1174-1177，2006．
Summary　フェノール法における最良の爪母処
理時間．

◆特集/爪・たこ・うおのめの診療

爪の変形に対する非侵襲治療と保険適用でない治療

河合　修三*

Key Words：陥入爪(ingrown nail)，巻き爪(incurvated nail)，3TO-VHO法(3 Teilige Orthonyrie-Spange-Virtuose Humane Orthonyxie)，コンビペッド®(COMBIped®)

Abstract　巻き爪・陥入爪の原因の多くは爪自体に問題があることが多く，爪の弯曲とオーバーネイルの有無に基づいて治療法を選択すべきである．爪の形態に問題がない場合は，一般的な初期治療法で対応できる．しかし，そうでない場合は問題点の状況を分析し，問題点に対する解決策を施す必要がある．オーバーネイルに対しては，手術が基本と考えるが，本稿では，爪の弯曲に対する矯正治療法を用いた治療法を解説する．

はじめに

巻き爪・陥入爪の症例は，多いにもかかわらず，ドクターショッピングを行う疾患の代表である．感染状態ではないのに抗生物質の内服や外用を行ったり，爪を斜めに切るだけの姑息的治療を行うのみでは問題点の解決につながらない．問題点の状況をどのように分析し，どのような解決策が有効かを解説する．

治療方針の決定

1．細菌感染の有無

巻き爪・陥入爪では，側爪郭に炎症性肉芽組織が発生することが多い．巻き爪・陥入爪による痛みは，ひょう疽とは違い細菌感染が主原因ではないので，足の拇趾爪周囲の発赤・腫脹がみられても，抗生物質による治療が無効なことが多い．ただし，爪郭の発赤・腫脹が激しい場合や，膿疱が

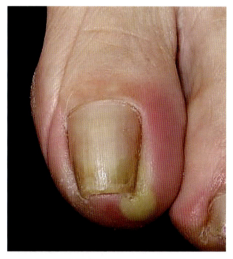

図 1．感染状態では，爪郭の激しい発赤・腫脹や，膿疱がみられる．

みられる場合(図1)，細菌感染が併発している場合は，抗生物質の内服を行う．炎症性肉芽組織の消退目的でのステロイド外用剤の塗布も効果は期待できない．また，炎症性肉芽組織の発生時にバンドエイド®などで被覆すると，肉芽組織がさら

---

* Shuzo KAWAI，〒561-0871　豊中市東寺内町13-10　コーポ上原2階　皮フ科シュウゾー，院長

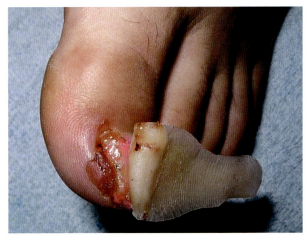

図 2.
側爪郭に炎症性肉芽組織が発生した場合に，バンドエイド®などで被覆すると肉芽組織が増生することが多い．過剰な湿潤状態になるキズパワーパッド™で被覆すると炎症性肉芽組織がさらに大きくなることがある．

に増生することが多い．バンドエイド®などは，傷をある程度の湿潤状態で保護し，創の再生を促すものである．巻き爪・陥入爪の肉芽組織は，組織が過剰に形成されているものなので，湿潤状態を避ける必要がある．キズパワーパッド™で被覆すると過剰な湿潤状態になるので，さらに悪化することが多い（図 2）．

2．側爪郭の炎症性肉芽組織に対する初期治療

側爪郭の炎症性肉芽組織は，爪による側爪郭の損傷，出血，その後の創の過剰修復により発生する．その結果，発生した肉芽組織が，さらに爪に食い込みやすくなり，さらなる出血，過剰修復を繰り返し，大きくなる．そのため，肉芽組織と爪を引き離すことが重要となる．その簡単な解決策は，肉芽組織と爪の間に綿花を入れることである．大き目の綿球を生理食塩水もしくは水道水で濡らしてから，細めの鑷子で濡れた綿球の先端を引っ張って索状の状態にし，適度な長さでカットして，その索状の綿花を鑷子で爪に押し当てながら綿花を肉芽組織と爪の間に滑り込ませるのが入れ方のコツである．爪の横，爪の下面まで確実に押し込まないと効果が期待できない．

綿花の挿入で軽減が期待できない場合は，挿入後に，液体窒素で肉芽組織に冷凍療法を行うと効果的である（図 3）．

初期治療が無効な場合は，下記の保存的治療や手術療法の適応となる．

3．爪の弯曲とオーバーネイルの有無に基づく治療法の選択

陥入爪の治療法には様々なものがあり，それぞれに効用があるが，どの状況で，どの治療法が最適かを判断するのは難しい．その目安となるのが，陥入爪の弯曲とオーバーネイルの有無である[1)2)]（図 4）．陥入爪を治療するうえで，爪の弯曲とオーバーネイルに問題がない正常爪であれば，簡単な初期治療（① 損傷を招いている爪甲側縁の爪を斜めに切る方法，② 綿球をつめる方法，③ テーピング法，④ ガター法，⑤ アクリル人工爪法）で対応できる．しかし，弯曲がある場合は，この初期治療では十分な効果が得られないので，爪の矯正治療法が有用である．中でも，ワイヤーを用いる超弾性ワイヤー法と，3TO-VHO 法が代表的な矯正法である．一方，爪自体が，オーバーネイルの場合は，簡単な初期治療や爪の矯正治療法では問題の解決に繋がらないので，爪を縮小化させる手術法が有用となる．

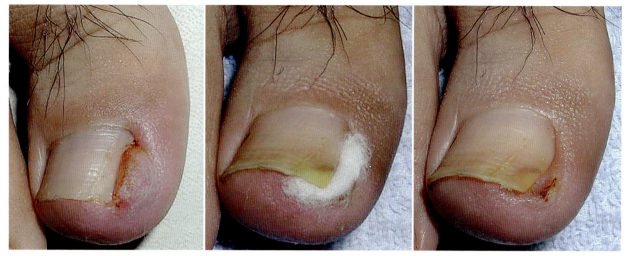

図 3.
炎症性肉芽組織を治す簡単な方法は，肉芽組織と爪の間に綿花を入れることである．綿花を肉芽組織と爪の間に，爪の下面まで確実に押し込むとよい．綿花の挿入後に，肉芽組織を液体窒素を用いて冷凍療法を行うと効果的である．

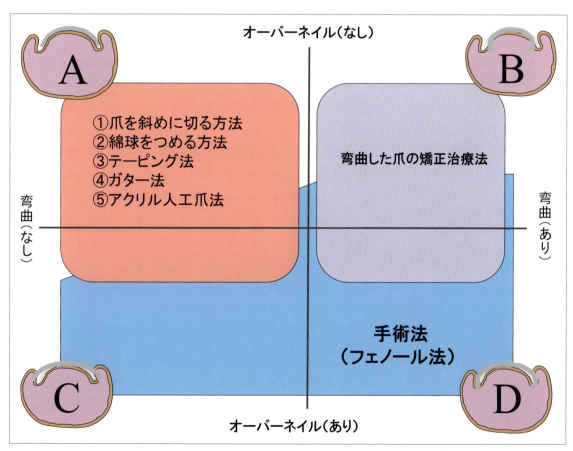

図 4. 爪の弯曲とオーバーネイルの有無に基づく治療法の選択[1)2)]

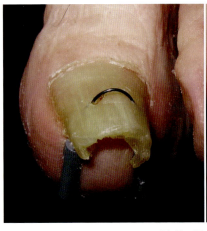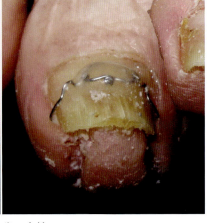

図 5. 88 歳,女性
前医で,超弾性ワイヤー治療を継続するも改善せず,娘が当院で行っている 3TO-VHO 法を希望され受診となる.3TO-VHO 施術により爪が広がる.超弾性ワイヤーの端に装着されているゴム製のチューブが左第Ⅰ趾の先端の皮膚に食い込み,へこみが発生した状態であった.

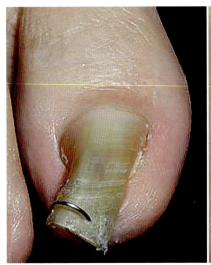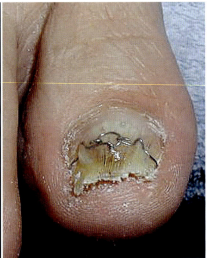

図 6. 60 歳,女性
3 か月前,前医で超弾性ワイヤー治療を受けるも全く効果がないため紹介受診となる.肥厚した爪をグラインダーで削ってから 3TO-VHO 法を施術した.

各種非侵襲矯正治療法

1.超弾性ワイヤー法

本邦で広く行われている非侵襲矯正治療法の代表が,超弾性ワイヤー法である.ワイヤーの復元力で弯曲した爪を矯正する理にかなった方法である.しかし,この方法には多くの問題点がある.それは,伸びた爪にしか施術できないこと,伸びた爪に施術しても,爪が伸びるので邪魔になること,爪が割れるなどして破損しやすいので日常生活に支障がでること,弯曲が激しい場合は爪が広がらないこと,などである.多くの場合は,1 回の施術の耐久性が短く,1 か月毎の付け替えを余儀なくされる.他施設で,超弾性ワイヤー法の治療を受けるも改善が望めず,受診する患者は少なくない(図 5, 6).

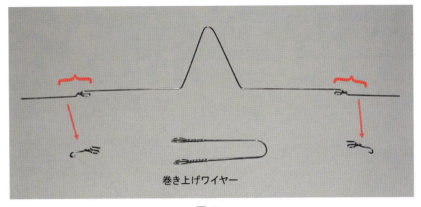

図 7.
専用のスチール鋼を，個々の爪の大きさに合わせて切り，弯曲させて左右のワイヤーを作成する[5].

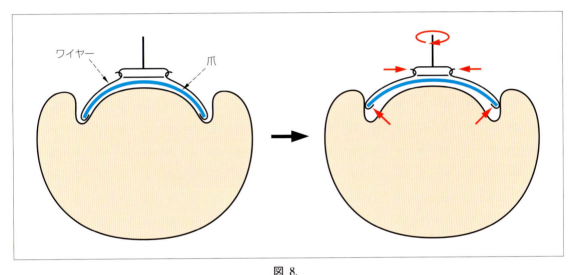

図 8.
作成した左右のワイヤーを爪縁の中央部分の左右に引っ掛け，巻き上げワイヤーを左右のワイヤーに引っ掛けて専用のフックを用いて巻き上げて固定する．
（文献 4 より改変）

2．3TO-VHO 法

　超弾性ワイヤー法の様々な問題点を解決するワイヤー矯正法が 3TO-VHO 法である[3)4]．3TO-VHO 法の施術方法は，専用のスチール鋼を個々の爪の大きさに合わせて切り，弯曲させて左右のワイヤーを作る[5]（図 7）．これを爪縁の中央部分の左右に引っ掛け，巻き上げワイヤーを左右のワイヤーに引っ掛けて専用のフックを用いて巻き上げて固定する（図 8）．余分なワイヤーをカットした後に，人工爪で巻き上げたワイヤーを固定すれば，ワイヤーが靴下に引っかかって邪魔になるようなことはない．左右の爪縁にワイヤーを引っ掛ける際，真皮内まで突き刺すのではなく，爪の下に滑りこませるように引っ掛けるだけなので，ほとんど出血することはなく，麻酔をするほどの痛みは発生しないので無麻酔で挿入が可能である．3TO-VHO 法を行った当日から，入浴などの日常生活には全く支障はない．爪の中央部分に施術するため，施術間隔が 3 か月と長い．爪の伸びが遅い場合は，6 か月間隔の場合もある．深爪の場合

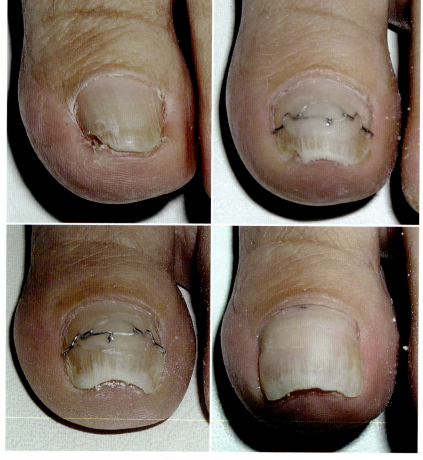

図 9. 54 歳，女性
長年，近医整形外科で，食い込んだ爪の先端を切る処置を定期的に受けるも改善しないので，紹介受診となる．陥入が強く爪を前に伸ばすことができないため，3TO-VHO 法を施術した．爪が平坦に矯正されることにより，爪を前に伸ばしても痛くなることがなくなり，深爪を回避でき改善した．
　a：初診時
　b：巻き替え 1 回目（3 か月後）
　c：巻き替え 2 回目（6 か月後）
　d：終了時（8 か月後）

も施術ができ（図 9），爪の肥厚が激しく超弾性ワイヤー法で広がらない場合でも，グラインダーで肥厚した爪を薄くしてから 3TO-VHO 法を施術すると広がる場合が多い（図 10, 11）．爪の横の先端部分に激しい圧痛を認める場合は，切り残した爪棘が原因のことがある．爪棘は外見では見つけられないが，3TO-VHO 矯正法で，陥入した爪を広げていくと確認できる（図 12）．なお，従来のワイヤーは，拇趾以外の爪の施術には大きすぎたが，小さいタイプの kinderspange を使うと，施術ができるようになった（図 13）．

3．コンビペッド®（COMBIped®）

コンビペッド®（COMBIped®）[6]は，3TO-VHO 法と同じように，ワイヤーを爪縁に引っ掛ける器具であるので，矯正力が期待できる方法である．しかし，3TO-VHO 法のようにワイヤーで締め上げるのではなく，取り付けピンを接着させて固定するため，3TO-VHO 法ほどの耐久性は期待でき

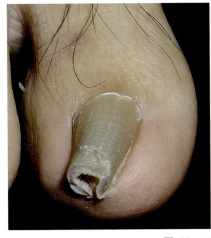 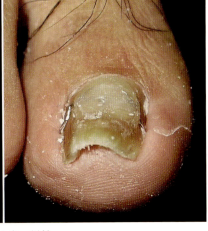

a|b

図 10. 44 歳，男性
a：超弾性ワイヤー法による治療を受けるも効果がなく受診される．肥厚した
爪をグラインダーで削ってから 3TO-VHO 法を施術した．
b：3 回の VHO の巻き替えを行った 1 年後の状態

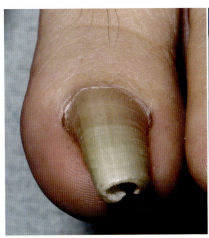 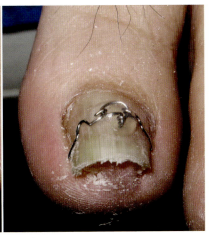

a|b

図 11. 53 歳，女性
a：皮膚科医の紹介で受診
b：肥厚した爪をグラインダーで削ってから 3TO-VHO 法を施術した状態

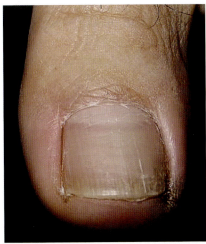 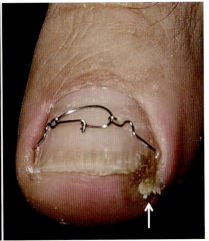

a|b

図 12. 57 歳，男性
a：爪の横の先端部分に激しい圧痛を認める．
b：3TO-VHO 法で陥入した爪を広げていくと，爪棘(矢印)を確認できる．

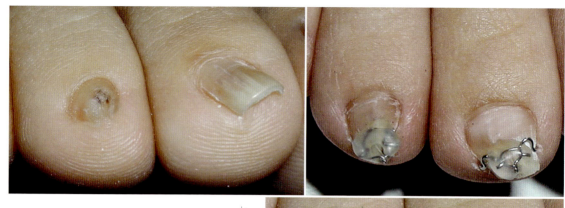

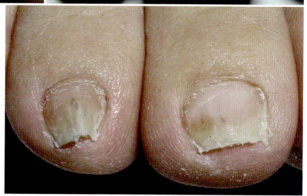

図 13.
第 I 趾以外の爪への 3TO-VHO 法
施術する場合は,小さいタイプの kinder-spange を使うと施術できる.

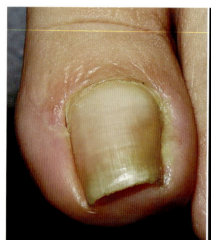

a．施術前の状態　　　　　b．施術 2 か月後の状態
図 14．コンビペッド®（COMBIped®）の施術症例

ない.しかし,装着が容易で短時間で施術できるので外来診療中の処置として優れている.パッドの接着部に接着剤をつけ,爪の横にブレースのフックを引っ掛けてテンションをかけ,パッドを爪に接着させる(図14).

4．その他の方法

爪に貼り付けるタイプとしては,巻き爪クリップ樹脂ブレイス(B/S ブレイス®)や形状記憶合金ブレイス(マチプレート®,オニクリップ®)がある.軽症の場合は有効であるが,中等症以上の場合には矯正することは困難である(図15).

市販の Dr. Scholl®(ドクターショール)や巻き爪ワイヤーガード®も同様に,軽症の場合は有効であるが,耐久性,矯正力が劣る(図16).

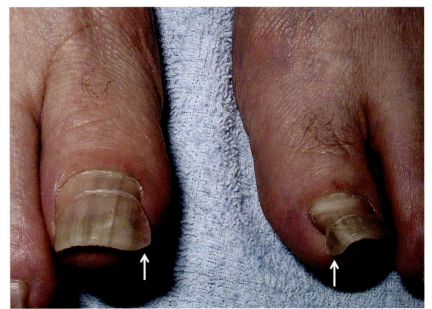

図 15.
73 歳,女性
前医で,貼り付けるタイプのもので 3 回施術を受けるも,効果がないため受診される.一番食い込んでいる部分の爪から剥がれてしまい(矢印),効果がないことがわかる.

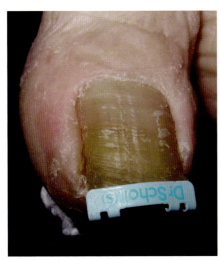

図 16. 79 歳,女性
自己にて,Dr. Scholl®(ドクターショール)による治療を受けるも改善しないので,3TO-VHO 法を施術した.

おわりに

　矯正を行う治療法は,観血的手術法に比べ,恐怖心を持たずに行える手軽な理にかなった方法である.しかし,巻き爪・陥入爪を矯正法で元の正常な爪の形態に治すことができたとしても,矯正法を続けている間はよいが,矯正法を止めた場合に元の巻き爪・陥入爪に戻ることがあることを患者へ説明しておくことが大切である.

参考文献

1) 河合修三:小児でも陥入爪になる?.小児の皮膚トラブルFAQ.末廣　豊,宮地良樹編.276-278,診断と治療社,2008.
   Summary　陥入爪の症状に応じた措置法の解説文献.
2) 河合修三:陥入爪の治療方針を概説してください.皮膚臨床.53:1576-1584,2011.
   Summary　陥入爪の症状に応じた措置法の解説文献.
3) Scholz, N.:【足の皮膚疾患とフットケア】陥入爪に対するVHO式処置法―VHO式爪矯正シュパンゲによる保存的治療―.MB Derma. 87:15-23,2004.
   Summary　ドイツ本家による3TO-VHO法の詳しい解説文献.
4) 河合修三:陥入爪・巻き爪に対する新しいワイヤー矯正法―VHO式治療―.エキスパートナース.20:25-27,2004.
   Summary　3TO-VHO法の本邦での最初の文献.
5) 河合修三:陥入爪,巻爪:VHO式爪矯正法.いますぐできる外来皮膚外科・美容皮膚科のスキル.宮地良樹ほか編.57-66,中山書店,2006.
   Summary　3TO-VHO法の動画を用いた解説書.
6) 河合修三:金属製矯正器具による治療.皮膚科の臨床.52:1614-1622,2010.
   Summary　3TO-VHO法と,それ以外の金属製矯正器具の解説文献.

PEPARS 大好評増大号

形成外科領域雑誌 ペパーズ

ベーシック&アドバンス 皮弁テクニック

No. 135　18年3月増大号
オールカラー　160頁
定価（本体価格5,200円＋税）

編集／長崎大学教授　田中克己

**第一線で活躍するエキスパートたちの皮弁術のコツを一挙公開！
明日から使えるTipsが盛りだくさんの1冊！**

■目　次■

- 局所皮弁の基礎と応用
- 遠隔皮弁の基礎と応用
- 顔面の局所皮弁
- 手・手指の皮弁
- 大胸筋皮弁の基本と応用
- 肩甲骨弁・肩甲骨皮弁
- 広背筋皮弁
- 腹直筋皮弁・下腹壁動脈穿通枝皮弁
- 鼠径皮弁とSCIP flap
- 腸骨弁・腸骨皮弁
- 会陰部の皮弁
- 大殿筋皮弁
- 大腿筋膜張筋皮弁
- 前外側大腿皮弁
- 膝周囲の皮弁
- 下腿の皮弁
- 腓骨弁・腓骨皮弁の挙上方法
- 足・足趾の皮弁

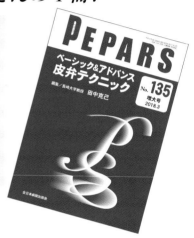

実践！よくわかる縫合の基本講座

No. 123　17年3月増大号
オールカラー　192頁
定価（本体価格5,200円＋税）

編集／東京医科大学兼任教授　菅又　章

**形成外科の基本のキ。
"きれいな"縫合のコツをエキスパート講師陣が伝授！**

■目　次■

- 形成外科における縫合法の基本（総説）
- 形成外科における縫合材料
- 皮下縫合・真皮縫合の基本手技
- 頭部の縫合法
- 顔面外傷の縫合法
- 眼瞼手術における縫合法
- 頭頸部再建における縫合法
- 瘢痕・ケロイドの手術における切開・縫合法の工夫
- 乳房再建における縫合法
- 唇裂口蓋裂手術における縫合法
- 四肢外傷における縫合の要点
- 虚血肢救済手術における縫合法
- 美容外科における縫合法
- 植皮・皮弁術における縫合法
- 血管の縫合法
- 神経縫合の基礎とその実践法
- 腱の縫合法
- リンパ管の縫合法
- リンパ管静脈吻合とリンパ節移植における縫合術
- "抜糸のいらない"縫合材料

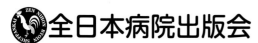 全日本病院出版会　〒113-0033　東京都文京区本郷3-16-4　Tel:03-5689-5989
http://www.zenniti.com　Fax:03-5689-8030

◆特集/爪・たこ・うおのめの診療
足底の疣贅の診断と治療

江川 清文*

Key Words：足底疣贅(plantar wart)，ミルメシア(myrmecia)，足底表皮様囊腫(plantar epidermoid cyst)，凍結療法(cryotherapy)，ビタミン D_3 (vitamin D_3)，いぼ剥ぎ法(surgical peeling method for wart)

Abstract 足底に生じる疣贅には，主なものにHPV2/27/57型の感染で生じる尋常性疣贅(狭義の足底疣贅)，HPV1型の感染で生じるミルメシアやHPV4/65/60型の感染で生じる色素性疣贅(くろいぼ)などがあり，近年，足底表皮様囊腫の一部もHPV60型やHPV57型の感染症と考えられるようになった．
　これらの臨床的多様性を知っておくことは，特集主題の胼胝(たこ)や鶏眼(うおのめ)との鑑別診断上も大切である．
　治療面では，多くの治療法があるものの有効・有用性において常に他に勝るといったものがなく，症例に応じて使い分ける必要がある．本稿では，液体窒素凍結療法，電気凝固療法，サリチル酸外用療法，ヨクイニン内服療法などの保険適用治療法のほか，特別の機器を要せず簡便で有効性も高い活性型ビタミン D_3 外用療法，特に難治症例に対する治療戦略として，モノクロロ酢酸外用療法，"いぼ剥ぎ法"やレチノイド内服療法などの保険適用外治療法についても述べた．

はじめに

　疣贅は，ヒト乳頭腫ウイルス(HPV)が皮膚や粘膜上皮に感染して生じる良性・腫瘍性疾患である．HPVには，現在200以上の異なる遺伝子型(HPV型)が知られ，主な臨床病型とHPV型とがある程度相関することがわかっている．
　足底の疣贅をHPV型別にみると，多いものからHPV2/27/57型(/は遺伝子的に近縁であることを示す)の感染で生じる尋常性疣贅，HPV1型の感染で生じるミルメシア(幼小児では，尋常性疣贅と同程度に多い)，HPV4/65/60型の感染で生じる色素性疣贅やHPV63型の感染で生じる点状疣贅などがある．また，疣贅とは概念を異にするが，足底表皮様囊腫(粉瘤)の一部がHPV57型やHPV60型の感染症と考えられるようになっている．
　このような足底の疣贅の臨床的多様性を知ることは，診断や鑑別診断上のみならず，病型により自然史や治療に対する反応性が異なることから，治療上も大切である[1]．

足底の疣贅の臨床的多様性

　従来，足底の疣贅は「足底疣贅」という病名で一括されてきたが，近年になり原因HPV型や臨床・病理組織所見の異なる複数の病型が混在することがわかってきた．以下，代表的な病型について述べる．

1．尋常性疣贅

　尋常性疣贅は，主にHPV2/27/57型の感染で生じ，成人では足底の疣贅のほとんどを占める[1]．指趾背では直径数mm〜1cmの表面乳嘴状角化性丘疹であるが，足底では表面粗糙で隆起に乏しい角化性丘疹や局面となり，特に足底疣贅(狭義)

---

* Kiyofumi EGAWA，東京慈恵会医科大学，非常勤講師/北里大学，客員教授/熊本大学/〒869-3603　上天草市大矢野町中4446-3　天草皮ふ科・内科

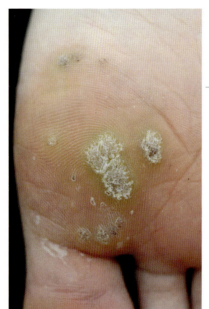

図 1. 足底の尋常性疣贅
表面粗糙な角化性局面．足底に生じる疣贅の
ほとんどを占める．

と呼ばれる(図1)．

病理組織学的には，角質肥厚，乳頭腫症や表皮突起の中心収束性延長を伴う表皮肥厚，顆粒層を中心とした空胞細胞や粗大ケラトヒアリン顆粒の出現が特徴的である．

2．ミルメシア

ミルメシアは，HPV1型の感染で生じる中心に噴火口状の陥凹を伴うドーム状丘疹で，発赤や疼痛を伴うことが多い(図2)．幼小児の足底では，尋常性疣贅と並んで診る機会の多い病型である．病理組織学的には，尋常性疣贅様の全体像に加え，顆粒型細胞質内封入体[1]を認めるのが特徴である．

尋常性疣贅とは，HPV型や臨床・病理組織所見が異なるばかりでなく，自然史や治療に対する反応性も異なる(ミルメシアの方が治り易い)．治療に際しては，治療対象が主として幼小児であることを考え，なるべく"痛くない治療"を心がける．

3．色素性疣贅(くろいぼ)

色素性疣贅(くろいぼ)は，灰色から黒色調の色素沈着を伴う尋常性疣贅様あるいは扁平隆起性丘疹(図3)で，筆者により発見・記載された．前者はHPV4/65型の，後者はHPV60型の感染で生じる．病理組織学的には，均質無構造型細胞質内封入体[1]の出現が特徴である．色素性母斑やメラノーマ等の色素性病変の鑑別疾患として知っておく．また，HPV60型が検出される疣贅は，色素沈着を伴わないことがあり，ridged wartと呼ばれている．いずれも，治療は尋常性疣贅と同様に考えてよい．

4．点状疣贅

点状疣贅も，筆者により発見・記載された疣贅の新病型で，HPV63型の感染で生じる．直径1〜

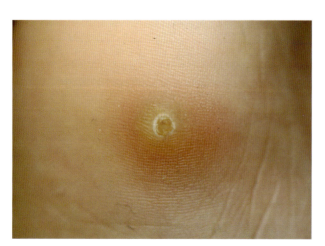

図 2．ミルメシア
子供の足底に多く，圧痛や発赤を伴うことが多い．

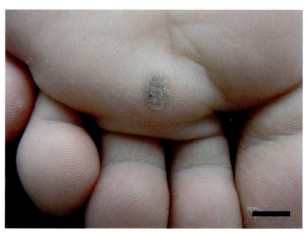

図 3．色素性疣贅(くろいぼ)
黒色調の色素沈着を伴う尋常性疣贅様皮疹

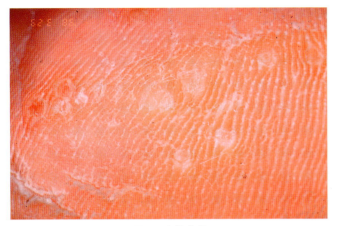

図 4. 点状疣贅
直径1〜2 mm の常色〜白色調角化性病変. 多発することが多い.

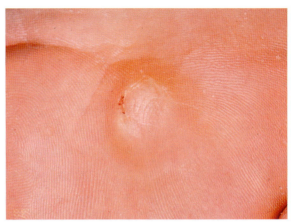

図 5. Cystic papilloma（HPV 関連表皮様囊腫）
足底表皮様囊腫の表面は, 胼胝様となることが多い.

2 mm 程度の点状角化性病変で, 足底に多発することが多い（図4）. 病理組織学的には, 著明な角質肥厚と細線維型細胞質内封入体[1]の出現が特徴である. 単発する場合, うおのめ（鶏眼）との鑑別が困難なことがある. 治療は, 尋常性疣贅と同様に考えてよい.

5．Cystic papilloma（HPV 関連表皮様囊腫）

表皮様囊腫（粉瘤）の足底発症例については, 長く外傷による表皮の真皮内迷入説などで説明されてきたが, 近年HPV57型やHPV60型感染症の可能性が考えられるようになっている[1]. 表面を覆う皮膚が"たこ"様となり, 鑑別が問題となる（図5）. 発症病理に, エクリン汗管の関与が指摘されている. 治療は, 外科的切除である.

"たこ"や"うおのめ"との鑑別

足底の疣贅は, 時に特集主題の"たこ"や"うおのめ"との鑑別が問題となる. 鑑別法の詳細については他稿に譲り, ここでは筆者の経験に基づく私見を述べる.

古くから知られる鑑別法に, 病変の表面や表面の角質を除去して"古い点状出血を認めれば疣贅"というのがある（図6）. このことは概ね正しく, ダーモスコピーでより正確に鑑別できるが（図7）,「点状疣贅」（図4）は通常点状出血を伴うことはなく,「尋常性疣贅」（図1）も内方性増殖が顕著な場合には点状出血を認めないことがあり, 注意を要する[1].

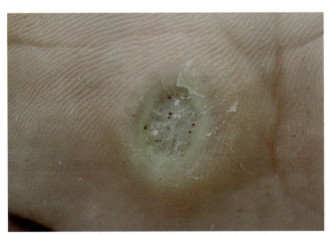

図 6. 疣贅を示唆する古い点状出血（肉眼）
表面の角質を除去すると, 疣贅では古い点状出血が集簇性に認められる.

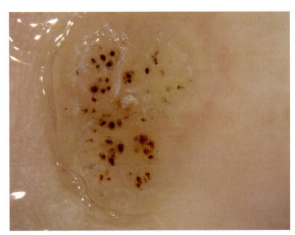

図 7. 疣贅を示唆する古い点状出血（ダーモスコピー）
疣贅では, 古い点状出血や閉塞した血管が集簇性に観察される.

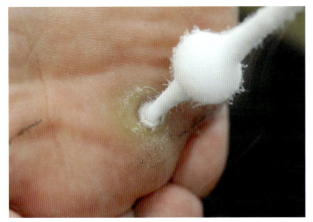
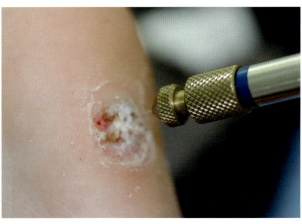

図 8. 液体窒素凍結療法（綿球法）
疣贅組織が白く固くなるのを目安に，3〜4回凍結と融解を繰り返す．

図 9. 液体窒素凍結療法（スプレー法）
専用機器を用いて液体窒素を吹き付け，綿球法と同様に凍結と融解を繰り返す．

また，著明な触・圧痛が"うおのめ"の特徴とされるが，ミルメシア（図2）は強い疼痛を伴うことがむしろ普通である．小児の足底に"うおのめ"様皮疹を認める場合，そのほとんどがミルメシアと考えて間違いない．

足底の疣贅の治療

汎用される治療法として，保険適用を有するものに液体窒素凍結療法，電気凝固療法，サリチル酸外用療法やヨクイニン内服療法があり，保険適用はないものの使用機会の多いものに，活性型ビタミン D_3 外用療法やレーザー療法などがある[1]．

1．液体窒素凍結療法

皮膚科専門医のほとんどが足底の疣贅の第一選択治療法としているのが液体窒素凍結療法で，EBM的にも，最も高評価のサリチル酸に次ぐか，これと同等の評価となっている[1]．

凍結方法には幾つかあるが，綿球法（図8）かスプレー法（図9）を用いることが多い．有用・有効な治療法であるが，副作用として，施行時はもとより治療後も続く激しい疼痛や，水疱・血疱やドーナツ疣贅[1]の形成（ドーナツ状の再発）などの問題があり，治療前に十分な説明を行い，患者の了解の下に行う必要がある．

主な作用機序は凍結壊死による疣贅組織の除去であるが，免疫学的機序の関与も考えられている．この機序を利用して，巨大病変や多発病変の一部にのみ冷凍凝固を行い，未治療部分も含む全体（全病変）の免疫学的排除を図ることもある[1]．

A．綿球法

液体窒素を含ませた綿球（綿棒にしたもの）を，疣贅に接触あるいは圧抵して組織を凍結させる方法である（図8）．大きさの異なる綿球を用意しておき，症例に応じて使い分ける．凍結により病変が"白く固くなる"のを目安に，凍結と融解を3〜4回繰り返す．通常，1〜2週間毎に経過をみながら行う．

B．スプレー法

専用機器を用いて，液体窒素を病変から5〜10 mm ほどの距離から，病変全体が"白く固くなる"のを目安に吹きつける（図9）．巨大病変や多発病変の治療に便利である．

2．サリチル酸外用療法

EBM評価の最も高い疣贅治療法で，本邦では50%サリチル酸絆創膏（スピール膏® M）に保険適用がある．疣贅の大きさに合わせてトリミングしたものを貼付した後，ずれないようにテープで固定する（図10）．3〜4日貼付して，白く浸軟した角質をメスや剪刀などで除去する．必要時，同様の操作を繰り返す．他の治療法と併用することが多い．

3．ヨクイニン剤内服療法

疣贅の自然治癒には腫瘍免疫的機序が考えられており，その賦活目的でヨクイニン内服療法が行われる．通常，ヨクイニンエキス錠「コタロー」®を成人の場合1日18錠（散剤として1日6g），小

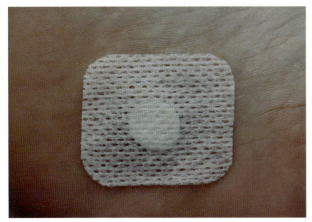

図 10. スピール膏® M 貼布法
大きさに合わせてトリミングした後，疣贅表面に貼付しテープで固定する．他法と併用することが多い．

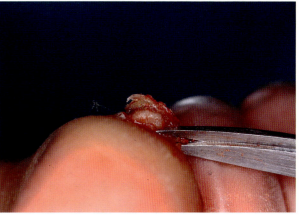

図 11. "いぼ剥ぎ法"
疣贅が良好に剥離されると，平滑な（"つるっ"とした）底面が観察される．

児では年齢に応じて用量調整して，分2〜3で内服させる．他の治療法と併用することが多い．

4．電気凝固療法/CO_2レーザー療法

局所麻酔後，疣贅表面の角質を眼科用剪刀やメスなどを用いて除去した後，専用機器を用いて電気凝固や CO_2 レーザーによる蒸散が行われる．通常，10日〜2週間ほどで上皮化する．末梢循環不全患者，出血傾向患者や易感染性患者への適応は，慎重に判断する．CO_2 レーザー蒸散術では，吸入によるウイルス感染の問題があり，マスク使用や吸引装置の使用が必要である．

5．活性型ビタミン D_3 外用療法

尋常性疣贅治療における，活性型ビタミン D_3 誘導体の密封包帯法（ODT）による有効性が筆者らにより報告され，現在では汎用される治療法の一つとなっている[1]．

ドボネックス®軟膏やオキサロール®軟膏などの適量を疣贅表面に塗擦し，サランラップ®や傷テープなどで覆うだけの簡単な方法である．副作用として疣贅周囲の皮膚に炎症や皮膚剥脱を伴うことが多いが，有効性の兆候のことが多く，予め患者に説明しておくと問題ない．スピール膏® M（図10）と併用して有効との報告もある．痛みを伴わない疣贅療法として，特にミルメシアなどの幼小児患者の治療に推奨できる．

難治例に対する治療戦略

各疣贅治療法の有するエビデンスについての海外の大規模なメタ解析結果によると，「サリチル酸外用や凍結療法がファーストあるいはセカンドライン治療法として推奨され，これらが無効の場合にブレオマイシン，DNCBや5-FUなどのサードライン治療法が考慮される」となっている．

しかしながら，筆者の個人的見解はこれとは異なっており，上記"汎用される治療法"を用いて難治な例に対しては，液体窒素凍結療法をベースにモノ/トリクロロ酢酸，液状フェノールやグルタルアルデヒド外用，接触免疫療法の併用が有効である．また，即効性が求められる場合に筆者考案の"いぼ剥ぎ法"[1]を，極めて難治例や患者のQOLが著しく障害されている場合にレチノイド内服を行うこともある．いずれも一般外来で行える治療法であるが，各治療法の適応や非適応，使用薬剤の特性や副作用等に精通して用いる必要がある．以下，最も治療効果の安定した（筆者私見）"いぼ剥ぎ法"，モノクロロ酢酸外用療法とレチノイド内服療法を紹介する．

1．いぼ剥ぎ法

筆者考案による疣贅治療法の1つ[1]．眼科用剪刀などを用いて，文字通り疣贅を"剥ぎ取る"方法である．具体的には，局所麻酔の後，眼科用剪刀などを用いて疣贅底面を確認しながら一方から剥ぎ起こし，最終的に疣贅組織を一塊として真皮から剥離する（図11）．通常，10日〜2週間ほどで上皮化する．

直視下に過不足なく疣贅組織を除去できる利点

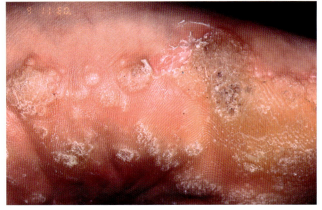

図 12. 難治な足底疣贅
様々な治療法で難治であったが，約3か月のチガソン®内服で治癒した．

があり，即効的で，通常1回の治療で治癒させることができる．孤立疹が本法の極めてよい適応となる．末梢循環不全患者，出血傾向患者や易感染性患者には施行しない．未だ一般的とは言い難いが，近年，その有用・有効性に言及する報告は多い．"いぼ剝ぎ法"名での保険適用はないが，外科的切除相当と考えている．

2．モノクロロ酢酸外用療法

モノクロロ酢酸の強い組織腐食作用を応用した治療法で，飽和水溶液を爪楊枝を用いて疣贅に単純塗布する方法や，塗布した上からスピール膏®Mを貼付する方法（図10）がある[1]．足底疣贅治療において「有効性や痛みや患者負担が少ない点で，冷凍凝固療法に勝る」とする最近のランダム化比較試験の結果があり，筆者の使用経験上も同様評価である．ただし，腐食作用が極めて強いため，薬品の化学的性状や取り扱いに精通した上で用いる必要がある．

3．レチノイド内服療法

レチノイドには角化抑制や表皮増殖抑制作用があり，その内服療法が乾癬や角化症治療法の1つとなっている．疣贅にも有効で，筆者も成人の重症かつ難治例（図12）やQOLの著しく障害された例で，他に有効な治療法が期待できず患者の強い希望がある場合に，十分なインフォームドコンセントを得て使用している[1]．他の疣贅治療法に比べ安定した効果が得られ有用であるが，副作用面から適応症例は限られる．

通常，エトレチナート（チガソン®）の1日0.5～1 mg/kgを，2～3回分服する．有効の場合，通常3～4週間で効果が認められ始める．この時点で有効性が確認されれば内服を続行するが，そうでない場合は早々に内服を中止する．一般に内服量が0.3 mg/kg/日を切ると疣贅が再燃するとされ，疣贅の縮小を待って他法により根治を図るなど，綿密な計画を立てて治療にあたる必要がある．

おわりに

いまだ，「すべての症例に対して有効」と言える疣贅治療法はない．多様な治療法の中から症例に応じて適宜選択しながら治療を行うことになるが，一般に，1つの治療法を3か月以上試みて効果がない場合，続行しても有効に転じることは少ない．その一方で，治療法を変更した途端に治ることがあるのも疣贅治療の特徴である．このことは，疣贅治療においては自ら駆使できる治療法をなるべく多く有した方が有利なことを教えている．誌面の都合上，言及できなかった治療法も多い．また，紹介したものについてもダイジェストするにとどまった．補完の意味で，疣贅の基礎および診断と治療について詳述した拙著[1]を参考文献として挙げさせて頂いた．

参考文献

1) 江川清文編著：疣贅（いぼ）のみかた，治療のしかた．学研メディカル秀潤社，2017.
   Summary　疣贅治療・研究者の豊富な経験をもとに著された，病因・病態から診断・治療に及ぶ疣贅の全領域を網羅した実践的疣贅治療指南書．

全日本病院出版会のホームページに "きっとみつかる特集コーナー" ができました!!

- 学会売上好評書籍のご案内や関連特集本コーナーで欲しい書籍が見つかりやすくなりました。
- 定期雑誌の最新号や、新刊書籍の情報をすばやくお届けします。
- 検索キーワードの入力でお探しの本がカンタンに見つかる、便利な「検索機能」付きです。
- 雑誌・書籍の目次、各論文のキーポイントも閲覧できます。

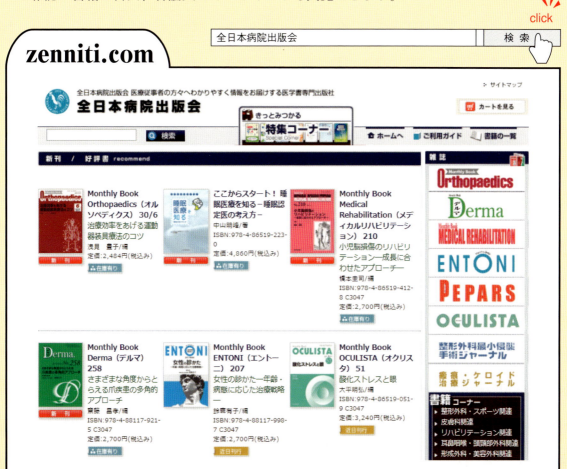

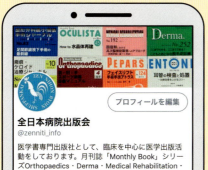

全日本病院出版会　公式 twitter 始めました！

弊社の書籍・雑誌の新刊情報、好評書のご案内を中心に、タイムリーな情報を発信いたします！
全日本病院出版会公式アカウント (**@zenniti_info**) をぜひご覧ください！

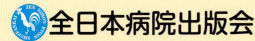

全日本病院出版会　〒113-0033　東京都文京区本郷 3-16-4　Tel:03-5689-5989
http://www.zenniti.com　Fax:03-5689-8030

◆特集/爪・たこ・うおのめの診療

鶏眼・胼胝とその他の皮膚病変の鑑別

倉片　長門*

Key Words：鶏眼(clavus)，胼胝(tylosis)，陥入爪(ingrown nail)，足関節背屈角低下(limited range of motion of an ankle)，体幹筋力低下(trunk muscle weakness)

Abstract　筆者がこれまで検討してきた鶏眼・胼胝の病型分類について，いくつかの鑑別すべき疾患とともにまとめた．また，陥入爪と一部の鶏眼，胼胝の成因について述べた．

フットケアに関する私のこれまでの研究報告

陥入爪は，どんな治療を行っても再発を繰り返す可能性がある疾患と考えている．陥入爪の病因として，従来より，1)爪の欠損(深爪，丸切り，三角切りなどの必要以上に爪を欠損する切り方や爪外傷など)，2)足を使わない習慣(車イス生活など)，3)不適合な靴の着用と誤った靴の履き方，4)遺伝，5)白癬菌感染，6)陥入爪を誘発する内服薬(エトレチナートなど)の服用，などが指摘されている[1]．

陥入爪の病因を検索するために，当院では，理学療法士とタイアップして体幹，骨盤，股関節，下肢，足などの視診，触診や歩行をチェックする運動外来を行っている．2014年3月8日～2017年2月25日までに当院運動外来を受診した53例の陥入爪患者にみられた身体機能異常の上位5つは，1)足関節背屈角低下，2)体幹筋力低下，3)膝内側傾斜歩行(ニーイン)，4)胸郭可動域低下，5)

表 1. 53例の陥入爪患者にみられた身体機能異常上位5つ

1．	足関節背屈角低下	40例(75.5%)
2．	体幹筋力低下	39例(73.6%)
3．	膝内側傾斜歩行(ニーイン)	27例(50.9%)
4．	胸郭可動域低下	24例(45.3%)
5．	第1趾可動域低下	23例(43.4%)

第1趾可動域低下であった(表1)[2]．上記変化は，陥入爪を難治化，再発させる一因と考えている．そのため陥入爪の治療において，局所治療のみならず，上記変化へのアプローチも不可欠であると思われる．陥入爪の発症の流れを図1に示す．陥入爪の主たる病因として，体幹筋力低下，胸郭可動域低下により体幹の左右へのゆがみをつくり，結果として体幹を傾かせ，それが下肢に伝わると股関節が内側に倒れ，膝において膝内側傾斜歩行(ニーイン)を起こす．ニーインにより，第1趾の内側の圧迫負荷が増し，第1趾の可動域の低下や，

---

* Nagato KURAKATA, 〒359-1144　所沢市西所沢1-3-5 NK パークビル 2F　スマイル・まやクリニック，院長

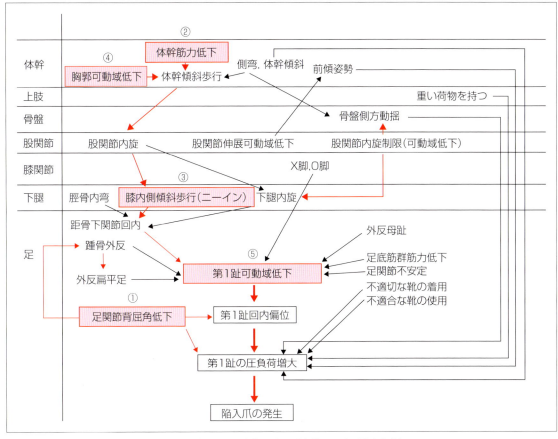

図 1. 陥入爪の発生の流れ（文献 2 より引用改変）

第 1 趾の回内偏位を起こすことで発生しやすくしていると考えている（図 2）[2]．腹筋の筋力低下を中心とした体幹筋力低下は，運動不足の症例にみられることが多い．そのため運動不足は，陥入爪のリスクファクターの 1 つと考えている．

その他，母趾への圧負荷が増加する原因として，1) 体幹側方傾斜, 2) 股関節伸展制限, 3) 内旋制限, 4) 足底筋の筋力低下が挙げられる．陥入爪にみられる身体機能異常に対する治療として，1) 関節が硬い時などは，ストレッチなどの徒手的に可動域を拡げ，2) 筋力が低下している部分には，患者に必要だと思われる筋力アップのためのトレーニング方法（ファンクショナルトレーニング）を伝達している．骨の異常を有するなど精査が必要と思われた患者は，必要に応じて整形外科医へ紹介しているが，陥入爪の病因に対して手術適応でない場合は，対応できないことも多い[2]．本外

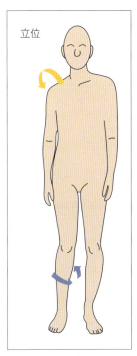

図 2. 体幹筋低下に伴う下肢と足への影響
立位において体幹がつぶれて肩が下がり，膝が内側に入る[1]（山岸茂則著より引用改変）

表 2. 鶏眼・胼胝の臨床型による病型分類

	(1) 第 1 MP 型
	(2) 第 1 MP＋IP 型
	(3) 第 1, 2 MP 型
	(4) 第 1, 2 MP 型＋IP 型
	(5) 第 1, 2, 4 MP 型
	(6) 第 1, 2, 5 MP 型
	(7) 第 1, 3 MP 型
	(8) 第 1, 3, 5 MP 型
	(9) 第 1, 4, 5 MP 型
	(10) 第 1, 5 MP 型
	(11) 第 1, 5 MP 型＋踵型
	(12) 第 2 MP 型
	(13) 第 2 MP 星型
足底に生じるもの	(14) 第 2 MP＋IP 型
	(15) 第 2 MP＋踵型
	(16) 星型を伴う第 2 MP 型
	(17) 第 2, 3 MP 型
	(18) 第 2, 4 MP 型
	(19) 第 2, 5 MP 型
	(20) 第 2, 4, 5 MP 型
	(21) 第 3 MP 型
	(22) 第 3, 5 MP 型
	(23) 第 4 MP 型
	(24) 第 5 MP 型
	(25) 全 MP 型
	(26) 踵型
	(27) 踵・第 5 MP 型
	(28) 踵＋前足部型
	(29) 多発型
	(30) 第 5 趾型
	(31) 第 5 趾爪囲型
足趾・趾周囲に生じるもの	(32) 趾間型
	(33) 趾端型
	(34) 趾腹型
	(35) 趾背型
	(36) IP 型
足首・足背に生じるもの	(37) ヒール型
	(38) 足首型
	(39) 術後型
疾患に伴う 2 次的なもの	(40) リウマチに伴う
	(41) ヒト乳頭腫ウイルスによる
	(42) 表皮嚢に伴う

来での運動指導は，セルフトレーニングのため，筋力アップなどに対しての治療効果の発現が，不十分なこともあるが[2]，ファンクショナルトレーニングの継続により，弱点箇所の筋力アップにより歩行の改善がみられ，陥入爪の疼痛を生じさせずに経過している症例も多く見受けられるようになっている．陥入爪患者の病因への対応は，今後も改良を重ねていきたい．

2015 年に鶏眼・胼胝(以下，本症)の病型分類を行ったが[1]，今回新たな病型を加えてまとめた(表2)．病因に関しては，2000 年に報告したが[3]，まだ全ての病型で解明できていないのが現状であるため(図3)，今後もさらに検討を続けていきたい．

鶏眼・胼胝

本症は，長期間にわたり垂直方向への圧負荷や前後左右方向への摩擦により限局性に角質が増殖，肥厚する状態を言う[1]．両者は，開張足，凹足，踵骨外反，脚長差などの足の変形や足関節背屈角の低下，中足骨の過長などにより，体重負荷のかかる第 1, 2, 3, 5 中足趾関節(MTP 関節)やIP 関節に好発する[4]．

鶏眼では，1)角質増殖が皮表のみならず皮下にも及ぶため疼痛を生じることが多い，2)胼胝内に混在することが多い，3)大きさは胼胝より小型のことが多い，などが鑑別のポイントとなる．胼胝は，皮表のみに向かった角質が増殖，肥厚する状態を言う[4]．

本症の治療として筆者は，ドイツ式フットケア(フスフレーゲ)による角質増殖部分の選択的除去処置を行っている．本症は，開張足，凹足，踵骨外反，脚長差など足の変形が原因となっていることが多いため，短期間で再発する例が多い．

＜病型分類＞

筆者は，2015 年に本症の臨床病型を分類したが[1]，今回，新たな病型を追加して 42 病型をまとめた(表2)．そのなかで 12 病型のみ提示する．

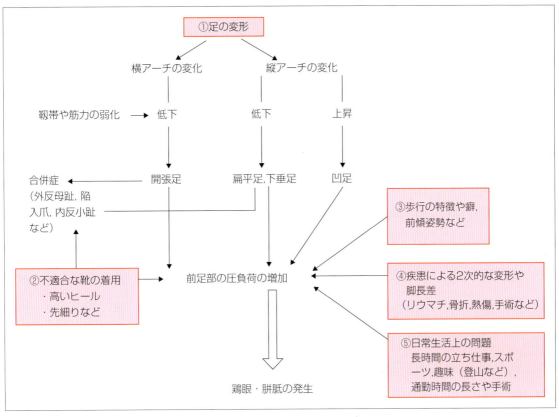

図 3. 鶏眼・胼胝発生のメカニズム

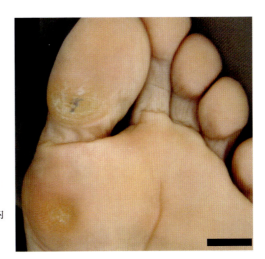

図 4.
第 1 MP + IP 型
第 1 MP 部分に角質増殖局面を生じるタイプ
踵骨外反や足趾回内偏位などにより足の内側に圧負荷が増す時に生じる

●第 1 MP + IP 型

　第 1 MP 部分に角質増殖局面を生じるタイプ．踵骨外反や足趾回内偏位のほか，体幹の筋力低下により，体幹が左右のいずれかに傾くことで，膝内側傾斜歩行(ニーイン)が生じ，圧負荷が増す時に生じる．このタイプは，第 1 足趾に生じる陥入爪の成因と同じメカニズムで生じると考えている(図 4)．対策として，踵骨外反に対して，距骨下関節と足関節背屈の可動域を増やすため，下腿三頭筋のストレッチを行う．また，体幹筋力低下に対しては，腹筋運動を行い筋力向上を行っている[5)6)]．

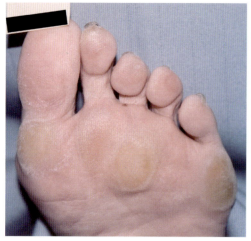

図 5. 第 1, 3, 5 MP 型
第 1, 3, 5 MP 部分に角質増殖局面を生じる
タイプ

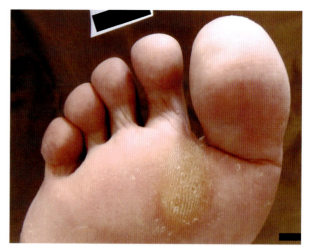

図 6. 第 2 MP 型
第 II MP 部分に角質増殖局面を生じるタイプ
開張足を伴うことが多い

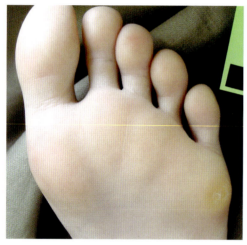

図 7. 第 5 MP 型
第 5 MP 部分に角質増殖局面を生じる

●第 1, 3, 5 MP 型

足の内側第 1, 3, 5 MP 部分に角質増殖局面を生じるタイプ(図 5).

●第 2 MP 型

第 2 MP 部分に角質増殖局面を生じるタイプ．開張足や前足部の可動範囲が大きくなる(前足部過可動)タイプに多くみられる(図 6). 対策として，前足部の動きが大きすぎる症例に対して，土踏まずを作る筋肉である後脛骨筋の筋力トレーニングを実施している[5)6)].

●第 5 MP 型

第 5 MP 部分に角質増殖局面を生じるタイプ(図 7). 通常本症は 10 歳未満に発生しづらい疾患であるにもかかわらず，このタイプは 6〜7 歳くらいから発症する．発症するとその後成人まで持続することが多い．成因として，内転足により歩行時に第 5 趾側の荷重が増加することで生じることが多い．成人発症の場合は，下肢の外旋により(いわゆるガニ股)，第 5 MP 部分の圧負荷が増加することにより生じることが多い．対策として，内転足では，足部が内転し足首の内側が硬く伸びにくくなるため，足首内側の筋のストレッチを行い，足部が内転しなくなるように指導している[5)6)].

●全 MP 型

第 1〜5 MP 部分に角質増殖が生じるタイプ．ハイヒールなどヒールが高い靴を着用する症例に生じる(図 8).

●多発型

趾端や足底の MP 部分や踵などに角質増殖局面が多発するタイプ．多病因のため再発を繰り返し，治療に最も難渋するタイプである(図 9). 多発例では胼胝性湿疹や掌蹠角化症などとの鑑別が必要となる．

●趾間型

足趾側面に角質増殖が生じるタイプ．狭い靴着用例に生じる(図 10).

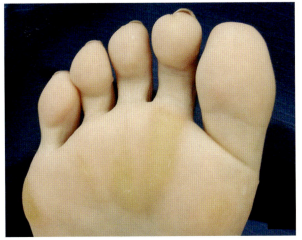

図 8. 全 MP 型
第 1〜5 MP 部分に角質増殖が生じるタイプ
ハイヒールなどヒールが高い靴を着用する症例に生じる

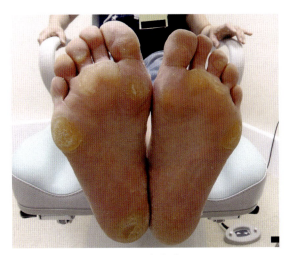

図 9. 多発型
趾端や足底の MP 部分や踵などに角質増殖局面が多発するタイプ

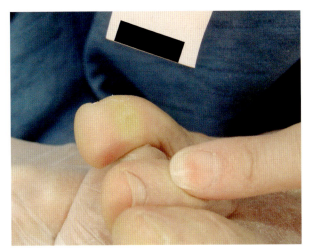

図 10. 趾間型
足趾側面に角質増殖が生じるタイプ

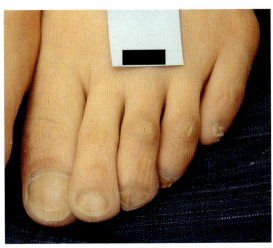

図 11. 趾背型
足趾背に角質増殖局面を生じるタイプ

●趾背型

　足趾背に角質増殖局面を生じるタイプ．狭い靴など不適合な靴着用例に多い(図 11)．

●第 5 趾爪囲型＋肥厚爪

　第 5 趾爪甲と連続して角質増殖局面を生じるタイプ(図 12)．パンプスなど不適合な靴を長期間着用したり，ヒモをほどかないでぬぎ着するなどの誤った靴の着用をしている症例に多い．角質増殖と肥厚爪を合併し，疼痛が著しいことが多い．治療上のポイントは，角質増殖部分だけでなく，肥厚爪の部分もグラインダーなどで除去することである．

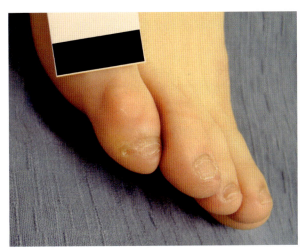

図 12. 第 5 趾爪囲型＋肥厚爪
第 5 趾爪甲と連続して角質増殖局面を生じるタイプ

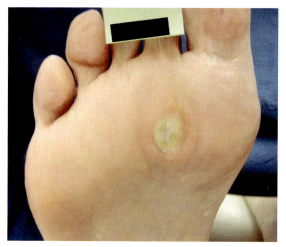

図 13. 術後型
外科的に本症や皮膚腫瘍などを切除した後に、角質増殖局面が生じるタイプ

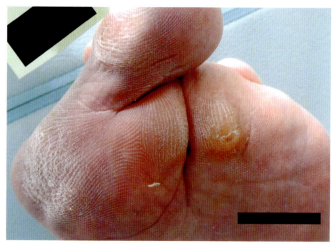

図 14. リウマチに伴うタイプ
リウマチに伴う結節に角質増殖局面が生じるタイプ

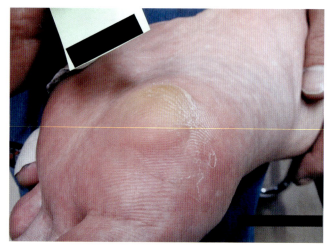

図 15. 表皮嚢腫に伴うタイプ
皮下に生じた腫瘍により、角質増殖局面を生じるタイプ

●術後型
外科的に本症や皮膚腫瘍などを切除した後に、角質増殖局面が生じるタイプ。難治性で再発することが多い(図 13)。

●リウマチに伴うタイプ
関節リウマチ患者の約 20％にみられる。数 cm までの弾性硬の皮下結節として、手背、肘、前腕、足などの外的刺激を受けやすい部位に好発する(図 14)。関節リウマチの活動性が高い関節破壊の高度な症例に多い[7]。

●表皮嚢腫に伴うタイプ
表皮嚢腫は、日常診療でよくみられる良性腫瘍である。毛包漏斗部から発生すると考えられているが、毛包が存在しない手掌や足底に出現する場合は、外傷により表皮成分が埋没する機序が想定され、外傷性表皮嚢腫と呼ばれることもある[8]。表面に角質増殖を伴うことも多いが、触診すると皮下に硬結を認める(図 15)。筆者は、大きさによってはエコーや CT などの画像診断が必要となるため、総合病院などへ紹介している。

鶏眼・胼胝と鑑別すべき疾患

1. 疣 贅

ヒト乳頭腫ウイルスにより生じるこの疾患では、角質増殖をきたし、本症が併存する例も多い。特徴として、1)角質増殖局面内が浸軟し、点状の褐色斑を認めることが多い(図 16)、2)中足骨頭など関節の可動域に一致して発生するとは限らない、3)除去処置を試みると出血をきたしやすい、4)10 歳以下では本症の発生が稀なため年齢により鑑別できることも多い、といったことが挙げられる[4]。

治療として筆者は、酸性水塗布や 10％サリチル酸ワセリン、40％尿素軟膏の外用や液体窒素療法を行っている。また、角質増殖部分に疼痛が生じている場合は、足底や足趾にパッドの利用を勧めたり、ごく稀にドイツ式フットケアであるフスフレーゲを行うこともある。上記に反応が悪い場合は、漢方薬の麻杏薏甘湯[9]やヨクイニン内服を通

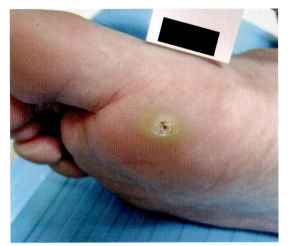

図 16. 疣贅
角質増殖局面が浸軟し，点状の褐色斑を認めることが多い

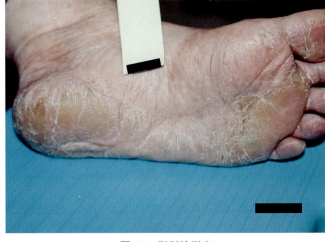

図 17. 胼胝性湿疹
胼胝様の角化，鱗屑を掌蹠に認める[11]

常より増量したり，シメチジン（タガメット®）も有効[10]との報告もある．

2．胼胝性湿疹

手掌，足蹠に生じる湿疹で，胼胝様の過角化，厚い鱗屑，紅斑は目立たないが痒みの強い皮疹を掌蹠にみるもので，過角化からしばしば皸裂を生じて，疼痛を伴う（図 17）[11]．治療として，漢方薬の内服や，尿素軟膏やサリチル酸ワセリンの外用が用いられる．炎症が強い場合は，ステロイドの外用も併用するが，強力なステロイド外用だけで軽快するとは限らない．

3．点状角化症

掌蹠角化症は，手掌と足底の角化性病変を主徴とする疾患群である．広義では遺伝性と後天性を含むが，狭義では遺伝性のもののみを指す．多くの亜型があり，診断に苦慮することが多い．遺伝性は 5, 6 歳ごろの幼少期までに発症し，後天性のものは 20 歳ごろの青年期以降に生じることが多い．青年期に生じた掌蹠角化のほとんどは遺伝性掌蹠角化症ではない[12]．点状角化症は，掌蹠角化症の一亜型であり，円形ないし卵円形，硬く細かい角化性丘疹を多数掌蹠に生じる（図18）．初発年齢は，幼児期から老年期にわたるが，通常は10歳台～20歳台である．角質塊を除去すると円錐状の小陥凹が残り，その周囲が角質壁で囲まれているのが特徴とされる[13]．

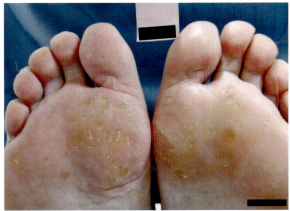

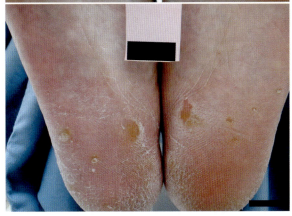

図 18. 点状角化症
円形ないし卵円形の角化性丘疹を多数認める[13]

4．爪甲下角質増殖

爪甲下に生じた角質増殖．経過の長い巻き爪でみられ，この場合，爪甲は肥厚していることが多い．爪甲下角質増殖のない巻き爪は，経過の短い症例に多い．爪甲下角質増殖の原因は今のところ

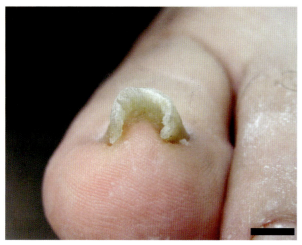

図 19. 爪甲下角質増殖
巻き爪でみられる爪甲下に認める角質増殖

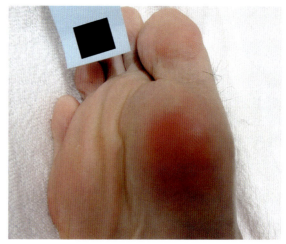

図 20. 種子骨炎
第 1 MP 部分に炎症を生じる

不明である(図 19)[14].

5. 末梢神経障害

足趾末節に角質増殖が存在しないか，存在してもごくわずかであっても疼痛を訴える．筆者は，高齢者に多くみられ，必ずしも糖尿病が存在するとは限らない印象をもっている．

6. 種子骨炎

種子骨は，通常，母趾の中足骨頭の足底側に 2 個存在し，この部は中足骨頭の接地部位にあたるので，外傷や長時間歩行などの負荷によって障害をきたしやすい．これを母趾種子骨障害と総称する．病態としては様々なものを含んでいるが，分裂種子や骨折であれば X 線で異常所見がある．異常がなければ，種子骨周囲の軟部組織に炎症をきたす種子骨炎と言う．スポーツ選手に多いが，長距離を歩き回っても生じる[15]．図 20 は，診察中に両膝を地面に接地し，両足の前足部を屈曲して真菌検査を行っていた筆者に生じたものである．

臨床症状として，第 1 MP 部分に疼痛を伴う発赤・腫脹が出現した．対策として，前足部の屈曲の肢位をとらないようにすることで 2～3 か月後に略治した．

稿を終わるにあたり，ご指導をいただきました東都リハビリテーション学院理学療法学科の植竹駿一先生，青葉さわい病院リハビリテーション科の横溝直樹先生に深謝いたします．

参考文献

1) 倉片長門：Dr. 倉片の実践フットケアテクニック．学研メディカル秀潤社，2015.
2) 倉片長門ほか：陥入爪の病因と運動外来の試み．日臨皮会誌．**34**(5)：550-554，2000.
3) 倉片長門ほか：足の裏のトラブルと足底圧の測定．皮膚病診療．**22**(3)：291-294，2000.
4) 倉片長門：鶏眼 VS 胼胝腫 VS 足底疣贅．皮膚科の似たもの同士：目でみる鑑別診断．p82-85，学研メディカル秀潤社，2010.
5) 植竹駿一：私信
6) 横溝直樹：私信
7) 中村泰大ほか：【整形外科外来における他科疾患を見逃さないコツ】皮膚疾患と整形外科的症状．MB Orthop．**30**(3)：65-70，2017.
8) 畑　康樹ほか：足蹠の表皮嚢腫．皮膚病診療．**15**(12)：1055-1058，1993.
9) 小林裕美ほか：漢方と診療．**5**：274-275，2015.
10) 三石　剛：ウィルス性疣贅の診断と治療(下)．漢方研究．**555**：27-34，2018.
11) 原田昭太郎，川島　眞：実地医家のための図説・湿疹の臨床(4)．東京，1996.
12) 三橋善比古：掌蹠角化症の鑑別診断．皮膚病診療．**34**(6)：526-533，2012.
13) 朝田康夫ほか：皮膚科専門医テキスト．南江堂，p319，1992.
14) 東　禹彦：声 質疑応答：陥入爪でみられるのは肉芽？肉芽腫？血管拡張性肉芽腫？．皮膚病診療．**30**(11)：1328-1329，2008.
15) 梅林芳弘：母趾種子骨障害．皮膚科医の「見る技術」! 一瞬で見抜く疾患100．p220，学研メディカル秀潤社，2014.

皮膚科医向けオールカラー月刊誌

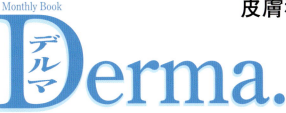

No. 275

外来でてこずる 皮膚疾患の治療の極意
―患者の心をつかむための診療術―

2018 年 10 月増大号　好評

- 編集企画：安部　正敏
  （廣仁会札幌皮膚科クリニック院長）
- 定価（本体価格 4,800 円＋税）　● B5 判　● 152 ページ

患者の心を鷲掴みにし、診療を円滑に進めるための極意をエキスパートが詳説！

医師の声に耳を貸さない患者や、治療アドヒアランスが低く、なかなか治癒に導けない患者など、外来でてこずる患者に出くわしたときにどう診療を進めるか…患者を納得させるための問診術や、治療方針の組み立て直し方を、エキスパートが症例を多数提示して詳説。明日からの診療に役立つ内容が盛りだくさんの一書です。

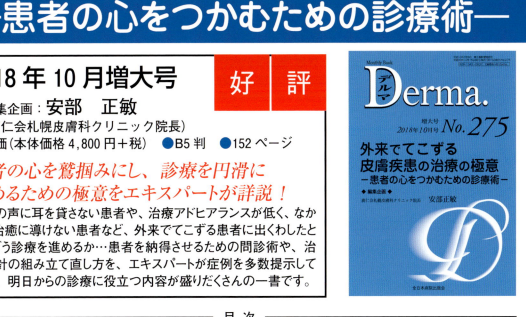

目　次

父兄が邪魔するアトピー性皮膚炎患者への
診察の極意……………………………赤坂季代美ほか
治らないとぼやく痒疹患者への診療の極意 ……大原　香子
ハンドクリームなどお構いなしでステロイド
外用薬に頼ろうとする、手湿疹患者への
診療の極意………………………………曽我部陽子
とにかく原因を知りたがる蕁麻疹患者に納得
してもらうための極意……………………千貫　祐子
生物学的製剤に頼らない乾癬診療の極意 ……日野　亮介
生活習慣を全く変える気のない掌蹠膿疱症
患者への診療の極意………………………小林　里実
液体窒素では難治な尋常性疣贅患者に
次なる一手を打つための極意……………清水　　晶
病識に乏しい糖尿病性潰瘍患者へのトータル
マネジメントの極意………………………池上　隆太
繰り返す円形脱毛症患者への治療の極意 ……野見山朋子
拡大する白斑（vitiligo）を呈する患者を
サポートするための極意…………………大磯　直毅
尋常性痤瘡患者に対する外用薬の使い分け
の極意………………………………………谷岡　未樹

とにかく早く治してほしいという酒皶・脂漏性
皮膚炎患者への診療の極意………………小林　美和
皮膚からみつける膠原病の早期発見の極意
………………………………………………小寺　雅也
多種多様な薬剤を服用して現れる薬疹患者
への対応―診療の極意：被疑薬を絞るには―
………………………………………………水川　良子
性感染症の治療、そして問診のコツ ………加藤　雪彦
勝手に OTC を使用して現れる白癬患者への
診療の極意………………………………北見　由季
家族や他職種に疥癬を理解させるための極意
………………………………………………西尾　晴子
シミの治療を希望する患者とのトラブルを
避けるための極意…………………………堀　　仁子
ナースが考えるスキンケアの極意 …………佐藤　　文
レストレスレッグス症候群の診断・治療の極意
………………………………………………鈴木　圭輔ほか
トータルで皮膚外来診療の患者満足度を
向上させる極意―活用したい！
日本皮膚科学会認定ケア看護師―………安部　正敏ほか

（株）全日本病院出版会　http://www.zenniti.com

〒 113-0033　東京都文京区本郷 3-16-4　　電話（03）5689-5989　　FAX（03）5689-8030

◆特集/爪・たこ・うおのめの診療

胼胝・鶏眼に対する様々な器材とフットケア手技

石橋理津子*

Key Words : 糖尿病性足病変(diabetes foot), 看護師(nurse), 胼胝(callus), 鶏眼(corns), フットケア(foot care)

Abstract 2008年の診療報酬改定に伴い,「糖尿病合併症管理料」が新設された.この背景には糖尿病患者の著しい増加により,糖尿病や合併症に関する医療費が増加したためであり,中でも「足病変」は長期の治療期間を必要とし再発率も低くない.足病変は患者指導およびフットケアにおいて予防効果があることは以前から言われており,多くの施設がこれをきっかけにフットケアを導入することとなった.フットケアで必要となる技術は爪切り,胼胝・鶏眼ケア・スキンケアが主になるが,看護教育においてこれらのカリキュラムは存在せず,手技習得に多くの看護師が難渋した.管理料が新設され10年が経過した今,多くの看護師が各々の学びのスタイルにおいて手技を習得し,多くの糖尿病患者の足を守っていることであろう.
ここでは看護師でも安全に胼胝・鶏眼ケアができる手技について提示したい.

胼胝・鶏眼が病変に繋がる原因

胼胝や鶏眼は,同一箇所に繰り返し刺激を受けることで皮膚の角質層が増殖し肥厚し発生する.健常者にも起こるものであるが,通常これらはあたると痛みを伴う.したがって痛みを解除するためにセルフケアで対処していることが多い.ハサミで切っている,カミソリで削っているなど,よく耳にする話である.そのような人たちが糖尿病を患い,いつものように胼胝・鶏眼ケアを独自に実施しているとするならば,創傷リスクは非常に高く足病変を患者自ら作っているようなものである.また,神経障害があった場合は胼胝や鶏眼による痛みを自覚できないため,そのまま放置されていることが多い.胼胝や鶏眼を放置することによって,厚く肥厚した角質が石のように固くなり,日常的に歩行することで胼胝性潰瘍に移行してしまう(図1).この場合,気づいた時には潰瘍

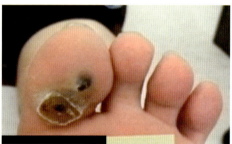
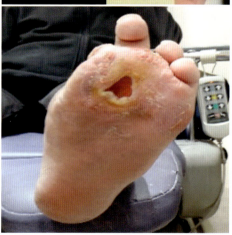

図 1. 胼胝性潰瘍

* Ritsuko ISHIBASHI, 〒849-8501 佐賀市鍋島 5-1-1 佐賀大学医学部形成外科, 技術補佐員, 看護師

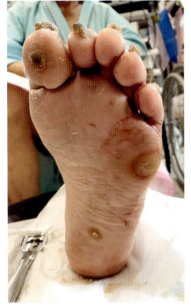

図 2. 前足部胼胝，足趾先端胼胝

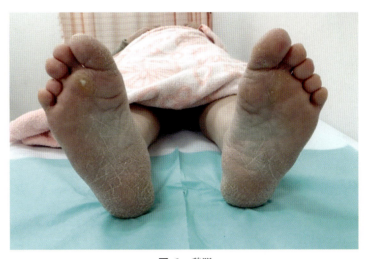

図 3. 鶏眼

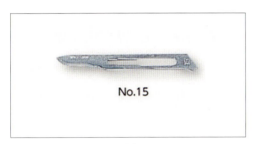

図 4. 医療用メス

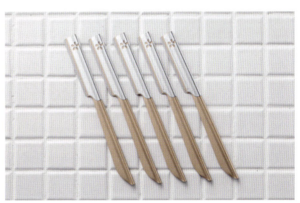

図 5. 市販のカミソリ

からの感染が広範囲に及び，下肢の切断に繋がってしまうのである．

胼胝や鶏眼はどこにできる？

　糖尿病患者の場合，アキレス腱組織の変性などや，筋力低下による足関節の筋肉非収縮組織の増加により足関節可動域制限が起こる．そのため，前足部に胼胝ができているケースが多い．また合併症であるシャルコー関節症やハンマートウやクロウトウとなれば，足の変形が顕著に現れ発生リスクは高まり，前足部以外の足趾先端や足趾上部などにも胼胝(図2)や鶏眼(図3)が発生する．

胼胝・鶏眼処置の実際

1．器　材

　胼胝や鶏眼ケアに使用する器材は様々である．

A．医療用メス(図4)

　看護技術教育において医療用メスを使用する項目は存在しない．看護師が医療用メスを使用し，胼胝・鶏眼ケアを行う行為そのものについての当否についてはここでは差し控える．しかし実際の現場で使用しているところも少なくない．これらを使用する場合，比較的安全にケアができるよう先端が鋭利なものは避けた方がよい．

B．市販のカミソリ(図5)

　医療用メス同様，カミソリを使用するのは危険

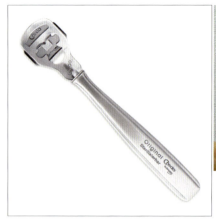

a．刃のセットされたコーンカッター

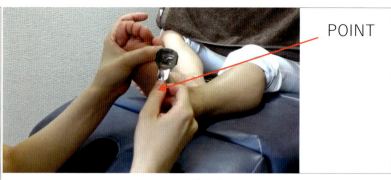

b．持ち方
※なお，写真はモデル画像であるが，施術の際にはスタンダード・プリコーションは必須である．

図 6．コーンカッター

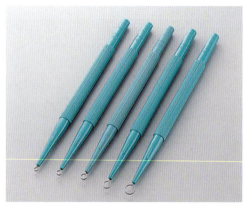

図 7．皮膚キュレット

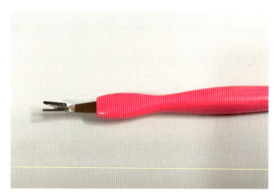

図 8．甘皮削り

である．刃の部分が長く直線のため，一気に角質を削り落としてしまう恐れがある．柄の部分を少し曲げて使用することで削る角度の調整がうまく図れる．

C．コーンカッター（図6）

胼胝削りとして，ネット上でも購入が可能である．コーンカッター本体に専用の刃をセットし使用する．持ち手となる本体部分に角度があり，刃が深く入り込まないよう調整しやすくなっている．持ち手の部分を握りしめて持ってしまうと，刃を当てる時に調整が難しいため，母指と示指2本で軽く持つことがポイントである．またコーンカッターは刃をセッティングした後は，皮膚に刺さることはない．刃の部分は角質にのみひっかかり削ることができるため，比較的安全に胼胝ケアが可能である．

D．皮膚キュレット（図7）

医療機器として認証されている．軟らかな組織を削り取るのに適した刃先となっており，刃先の部分は円形となっている．この部分を角質にあて引くように削り取っていく．刃の部分は横に滑らすと切れてしまうため注意を要する．

E．甘皮削り（図8）

ネイル商品として意外といろんなところで購入することができる．ネイルを塗る前の爪のケアとして甘皮を除去する時に使用されるものである．刃先の形状は鋭利なスコップ状となっており，その部分を押し当て削っていく．例えるならば彫刻刀が適しているであろう．

通常の胼胝はもちろんであるが，指先の線状の胼胝や芯の浅い鶏眼であればすぐに除去することが可能である．

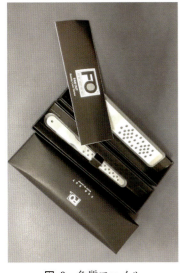

図 9. 角質ファイル

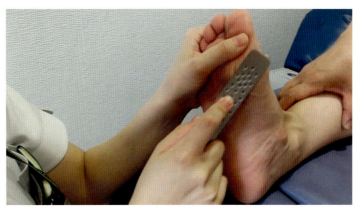

図 10. 角質ファイル
※なお,写真はモデル画像であるが,施術の際にはスタンダード・プリコーションは必須である.

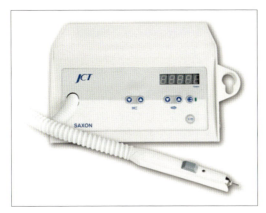

図 11. グラインダー

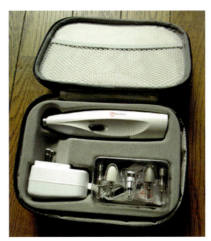

図 12. グラインダー

F．角質ファイル(図 9, 10)

ヤスリ面を穴状に打ち抜き,複雑なパターンの細かい突起があり一方向のみの動作で簡単に角質を削り落とすことができる.目詰まりがなく,無駄な角質のみを削るため,削り過ぎることがない.グラインダーのような細かい粒子ではないが,細かく削れるため広範囲の胼胝ケアの場合は時間を要する.

G．グラインダー(図 11, 12)

様々なタイプがあり価格も非常に幅が広い.回転数の調整が細かくできるものから,持ち運びに便利な簡易型もある.また削る際に細かい粒子が飛散するため吸引付きタイプもある.また研磨時に熱が発生するのを防ぐためのミストタイプの物もある.

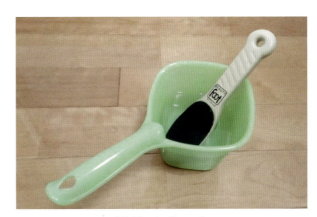

図 13. レヂューサ

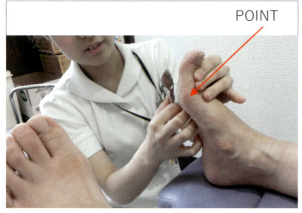

図 14. 手技のコツ①：胼胝を触りながら削っていく
※なお，写真はモデル画像であるが，施術の際にはスタンダード・プリコーションは必須である．

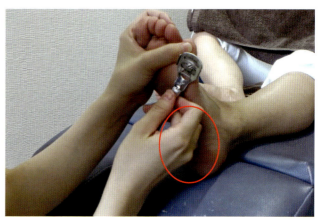

図 15. 手技のコツ②：中指・薬指・小指はサポートハンド的役割を担う．
※なお，写真はモデル画像であるが，施術の際にはスタンダード・プリコーションは必須である．

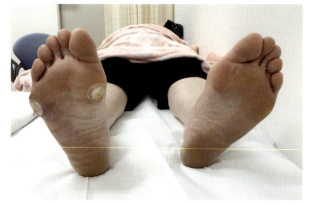

図 16. サリチル酸製剤によって浸軟した皮膚

H．レデューサ（図 13）

隆起した胼胝には効果はないが，厚みのあまりない胼胝や角質であれば，レデューサでも効果的である．価格も比較的低コストである．サンドペーパーで代用している施設もある．

2．手 技
① 胼胝を触りながら削っていく（図 14）

いずれの器材を使用するとしても，削る際の手技は同じである．胼胝や鶏眼のある部分を突き出すように位置し，少しずつ削っていく．削っては触り，固さを確認しながら削っていく．胼胝が軟らかくなる，または色調が黄色から薄ピンクに移行したら中止する．

② サポートハンド（図 15）

中指・薬指・小指はサポートハンド的役割を担う．削る対象の足に支えとして配置し，深く削り込むのを防ぎ，刃の入る角度を調整していく．

③ 仕上げ

削った後はレデューサを用い，なめらかに整えていく．レデューサを使用する際は，必ず水で濡らして余分な水分を拭き取った後，使用する．乾いたまま使用すると細かい粒子が飛散する．水で濡らすことによって角質がカス状になり落下する．力任せに往復がけをしてしまうと皮膚表面にダメージを与えてしまうため，必ず一定方向にやや圧迫気味に削っていく．

3．角質軟化剤（図 16）

サリチル酸製剤による胼胝ケアは，貼布する場所をずれないよう固定する必要がある．胼胝よりも広範囲に貼布すると健常皮膚へのダメージは強く，白く浸軟してしまうため，足病変患者には適さない．尿素含有のクリームも角質を軟化させる効果はあるが胼胝ケアとしては適さず，スキンケア目的で使用する方がよいであろう．

胼胝・鶏眼は削るべきか？

前述したように，胼胝や鶏眼を放置しておくと胼胝性潰瘍に進行してしまうため，何らかの対処は必要である．ここでは胼胝・鶏眼に対するケアの実際を提示したが，何故そこに胼胝や鶏眼が発生したのかをアセスメントし追求する必要がある．原因に対する治療およびケアを行うことによって，胼胝や鶏眼の発生を予防することが重要

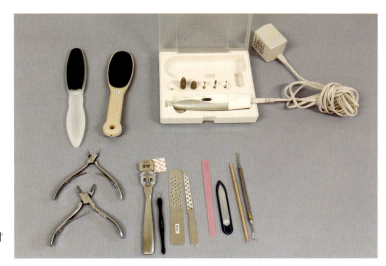

図 17.
様々なフットケア器材

である．削ることはただ単なる対処法に過ぎないことを理解しておく．

最後に

すべての足病変において胼胝や鶏眼は下肢切断のリスク要因となる．そのため胼胝・鶏眼ケアは欠かせないフットケアの1つである．胼胝・鶏眼ケア用器材は多様であるが，どの器材を使用するかは，施術者が最も使いやすいものを選択すべきであり，どれが正解，というものでもない．重要なことは，いかに安全にケアを行うかということである．しかし，削ることがフットケアの目的ではなく，あくまでも対処法の1つとして認識しておかなければならない．胼胝・鶏眼が発生する要因を医師・看護師・理学療法士・義肢装具士がチームとなり共にアセスメントを行い，総合的に胼胝・鶏眼のケアにあたることが本来の胼胝・鶏眼処置であることを忘れてはならない．

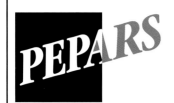

◆特集/爪・たこ・うおのめの診療
足の特徴と胼胝のできる場所，その対策

菊池 恭太*

Key Words：胼胝(callus)，足底負荷量(foot plantar force)，足変形(foot deformity)，関節可動域制限(range of motion)，免荷(offloading)

Abstract 「足」は人間と大地の唯一の接点であり常に外力を受けている．また「歩行」とは，この外力を適切に作用させることによって身体重心を前方移動させる力学現象とされる[1]．このため足に胼胝が発生するということは，この歩行力学現象に何らかの偏りが発生していることを意味する．これには足の構造特性や関節可動域，足変形，履物などが関与し，同じ環境下であれば胼胝はそこに何度でも発生する．
　足の特徴と胼胝の発生部位におけるいくつかのパターンを紹介しながら，なぜそこに胼胝ができるのかを足の形態や機能の面から説明する．また逆に胼胝の部位から個々の足の特徴を推測することもできる．
　繰り返す胼胝の対策としてフットケア以外にも理学療法，装具療法，手術療法などによって胼胝部位を免荷する方法がある．特に足の変形や機能制限が高度な症例の場合，フットケアだけでは対応が不十分なことも多く，その他の対策を検討することも必要となる．

足と歩行

　人間の足の役割を考える上で最も特徴的なことは，人間は直立二足歩行によって進化し文化を築いている唯一の動物，ということである．このため人間の足は，母趾対向性の消失，足趾の短縮，足裏全部を地につけて歩く(plantigrade)，足アーチなどの様々な特殊性を有しているが，これらはみな平地を歩行することだけに特化して，その他の機能を退化させたと言える[2]．このため足は人間と大地の唯一の接点となり，歩行する限り足は外力を受け続け休むことができない．

1．足底負荷量(図1)

　足底負荷量とは歩行において足が地面から受ける(押し返される)力の量を指す．また足底負荷量と似た表現として足底圧という言葉がよく使われているが，正確には足底圧は足底負荷量の垂直成分の圧力(単位面積あたりの力)を表したものである[3]．しかし最近では垂直成分の力のみならず水平方向の力(せん断力)，つまり"ずれ力"も臨床的に重要ではないかと考えられている．足底負荷量の分布不均等によって生じる局所的な負荷量の増加は皮膚に持続的なメカニカルストレスを加え胼胝を形成する．

2．歩行運動

　歩行運動とは「足が地面から受ける反力を適切に作用させることによって身体重心を転ばないように前方へ移動させる力学現象」ととらえられる[1]．全身のほとんどの関節は体重を垂直に受け止めるのに対して，足部は複数の関節が水平に配列された構造体で体重を受け止めている．これは垂直に下へ向かっていこうとする身体重量を足によって前方方向の力へ変換するための構造である．

3．ロッカーファンクション(図2)[4]

　垂直の力を前方に変換するための足の機能は

* Kyota KIKUCHI，〒155-0031　東京都世田谷区北沢2丁目8-16　下北沢病院足病総合センター，センター長

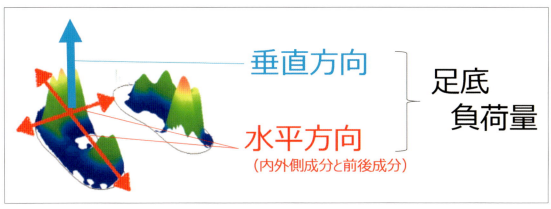

図 1. 足底負荷量
足底負荷量は X, Y, Z の 3 軸に分解される．垂直成分の単位面積あたりの力は"足底圧"としてよく知られている．また水平成分の力は"せん断力"と呼ばれる．

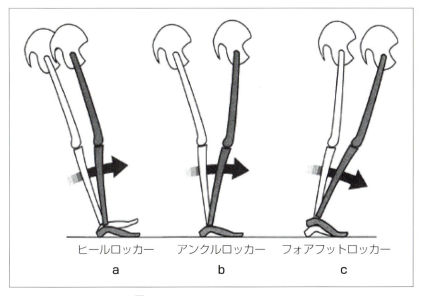

図 2. ロッカーファンクション
a：ヒールロッカーは踵を中心とした回転運動
b：アンクルロッカーは足関節を中心とした回転運動．足関節背屈運動によって行う．
c：フォアフットロッカーは中足骨頭を中心とした回転運動．MTP 関節伸展運動によって行う．

（文献 4 より引用）

ロッカーファンクションと呼ばれる[4]．ロッキングチェアに例えられるこのメカニズムを足部の関節運動によって行い，身体重心を前方へ運んでいる．このために必要な関節可動域が保たれていなければ，前方への重心移動がスムーズに行われず，足底負荷量に影響を及ぼす．

4．足アーチ（図 3）

足は踵，第 1 中足骨頭，第 5 中足骨頭を支点としてアーチを形成している．足アーチは歩行効率を高めるために役立っており，アーチを変化させることによって足は柔軟性と剛性を使い分けている．歩行立脚期において，前半はアーチが沈みこむことで足の柔軟性を高めて衝撃吸収しながら接地することができる．また後半はアーチを強めることで足の剛性を高めて強く蹴りだすことができる．アーチが低くなる方向の足の動きは「回内」と

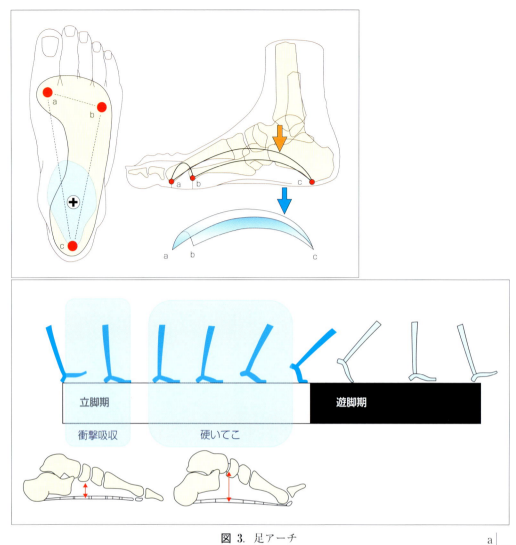

図 3. 足アーチ
a：内側縦アーチ，外側縦アーチ，横アーチの 3 つのアーチがある．
b：足アーチを変化させることで機能的に効率よく歩行できる．

呼ばれ，アーチが強くなる方向の足の動きを「回外」と呼ぶ．この回内・回外運動が適切に行われなければ足底負荷量に影響を及ぼす．

足の特徴と胼胝のできる場所

　足底負荷量や胼胝を考える上で臨床的に重要なことは，足の特徴は個々に全く異なるということである．例えば足は前足部と後足部をそれぞれ大きく 3 つに分類するだけでも単純に 9 パターンに分類(実際にはさらに細かく分類される)することができる．足病学ではこれらの足タイプによって皮膚や骨格，筋腱，神経，歩行にどのような影響を与えるかを示している[5]．Clinical biomechanics of the lower extremities に記されている足タイプと胼胝のできやすい場所の関係を図 4[5]に示す．そもそも歩行というのは個々に与えられた条件や環境に適合した結果，それぞれ異なるように歩くと考えられており，同じ環境下であれば胼胝は何度でも同じところに発生する．

1．中足骨頭の配列と胼胝(図 5)[6]

　中足骨の長さは足趾を屈曲させて中足骨頭の配列を診ることで評価できる．理想的にはこの配列は滑らかな放物線となるべきである．たいていの足では中足骨の相対的長さは 2＞1＞3＞4＞5 または 2＞1＝3＞4＞5 となる[6]．通常は第 2 中足骨が最も長く安定した構造である．推進期の足底負荷

図 4.
足のタイプ分類
前足部と後足部のポジションによって9タイプに分類. タイプ別に胼胝のできやすい部位を記す.
Type 1：1 および 5 中足骨頭
Type 2：4 および 5 中足骨頭
Type 3：4 および 5 中足骨頭, 母趾底側
Type 4：1 および 5 中足骨頭, 踵外側
Type 5：なし
Type 6：1, 2, 4, 5 中足骨頭および母趾底側
Type 7：1 および 5 中足骨頭, 踵内側
Type 8：2 および 3 中足骨頭, 踵内側
Type 9：2 中足骨頭, 踵内側, 中足部内側
（文献 5 より引用）

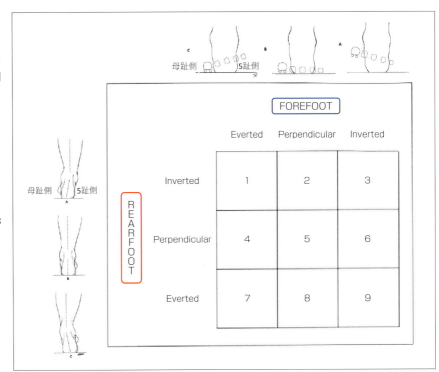

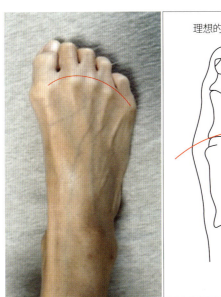 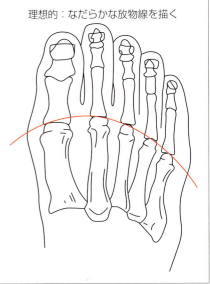

図 5.
中足骨頭の配列
a：足趾を屈曲することで中足骨頭の配列がわかる.
b：理想的な中足骨頭の配列のシェーマ
（b は文献 6 より改変引用）

量は中足骨頭配列に依存することから, この放物線のバランスの極端な乱れは胼胝に影響すると考えるのは妥当性がある.

A. 長い第 2 中足骨

比較的よくみられる中足骨頭配列の異常である. もともと第 2 中足骨は最も長いのが一般的であるため, ここで言う異常とは前述した滑らかな放物線を逸脱して長い場合を指す. 第 2 中足骨頭下に胼胝を形成しやすい. また 2 趾が長くなるため窮屈なトゥボックスの圧迫による槌趾変形を生じやすい.

B. 短い第 1 中足骨

Dudley Morton によって報告された足構造である[7]. 第 2 中足骨頭下に胼胝を形成しやすい.

C. 長い第 1 中足骨

Viladot の報告によると約 16% にみられる配列

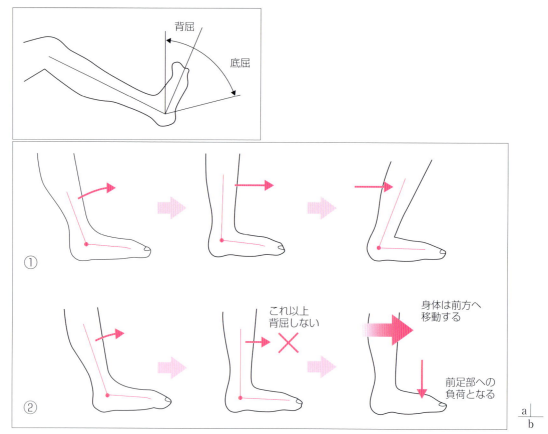

図 6. 足関節背屈可動域
a：足関節の関節運動
b：正常な歩行(①)と足関節背屈可動域制限における歩行(②)の違い．
(文献3より改変引用)

の異常で[8]，第1中足骨頭下に胼胝を形成しやすい．また母趾への負荷も大きくなりやすい足構造である．

D．中足骨短縮症(第4に多い)

先天的に中足骨が短縮した状態で第4中足骨に多いが，時に他の中足骨にも発症する．外観上では足趾が短縮して見えるため趾短縮症とも言われ，足趾変形も合併しやすい．隣接の中足骨頭下に胼胝を形成しやすい．

2．関節可動域と胼胝

足底負荷量は常に歩行運動の中で考えなければならない．もしなんらかの原因により関節が生理的に必要な最小可動域を達成できない場合，筋の大きな努力が必要になり，運動学的連鎖のどこかに損傷をもたらす代償が生じたり，歩行運動に要する代謝量が増加する[6]．足部の関節可動域に制限があるとスムーズな重心移動に支障をきたすた

め，足底負荷量に影響を及ぼし胼胝形成の要因となる．特に足関節背屈と母趾中足趾節関節(以下，MTP関節)伸展の可動域においては足底負荷量増加との有意な相関が多く報告されており，臨床的にも重要と考えられている[3]．

A．足関節背屈可動域(図6)[3]

足関節背屈可動域は20°以上あることが理想的とされている．そして10°以下の場合は臨床的に異常ととらえられる．これは歩行においてアンクルロッカーを行うために最低限必要な足関節背屈可動域が10°(ランニングでは25°)と考えられているためである[6]．もしこの制限が存在する場合，前足部の足底負荷量が増加することが知られている[9]．このため前足部の足底胼胝がある場合，一度は足関節背屈可動域のチェックをすることが望ましい．10°以下であれば胼胝への影響を考慮する必要があり，もし0°以下であった場合は重篤な

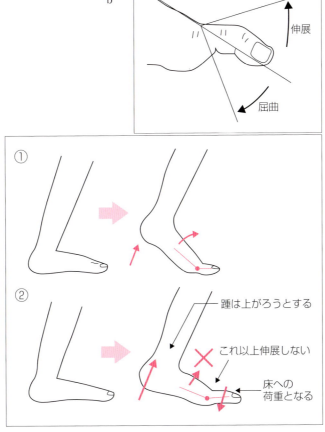

図 7. 母趾 MTP 関節伸展可動域
a：母趾 MTP 関節の関節運動
b：正常な歩行(①)と母趾 MTP 関節伸展可動域制限における歩行(②)の違い．

（文献 3 より改変引用）

制限であり足の骨格や機能に関して専門家への受診を勧めるのが妥当である．

B．母趾 MTP 関節伸展可動域（図7）[3]

母趾 MTP 関節伸展可動域は 65°以上あることが理想的とされている．また 40°以下の場合は臨床的な影響を生じやすいとされる．これは歩行においてフォアフットロッカーを行うための可動域として，理想的には 65°，最低限 40°は必要と考えられているためである[6]．もしこの制限が存在する場合，母趾の足底負荷量が増加することが知られている[10]．このため母趾の足底胼胝がある場合，一度は母趾 MTP 関節伸展可動域のチェックをすることが望ましい．そして母趾 MTP 関節伸展可動域に明らかな制限がある場合は強剛母趾を鑑別する必要がある．

また足病学では Functional Hallux Limitus（機能的制限母趾）という概念が報告されており，徒手検査による可動域は正常であっても荷重時には制限が生じていることがある[11]．これは過度の回内が要因となるため足底装具（インソール）の使用が有効となる．

3．足変形と胼胝

"足外来"を日々行っていると足の形はみな同じではなく，程度は様々だが何らかの足部変形（扁平足，凹足，内反足，外反母趾，内反小趾，ハンマートゥなど）を有する患者が非常に多いことがわかる．しかし外観上明らかな変形以外はあまり足変形と認識されていないことも多い．足変形は

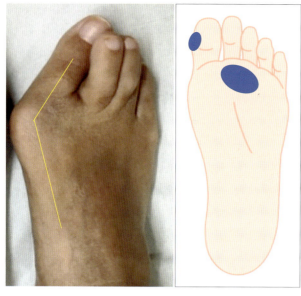

図 8.
a：外反母趾（足背から）の実際の写真．突出部は bunion と呼ばれる．
b：外反母趾における足底胼胝の好発部位のシェーマ

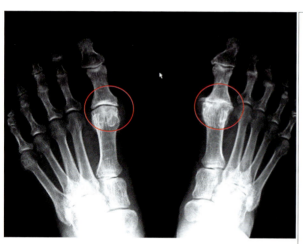
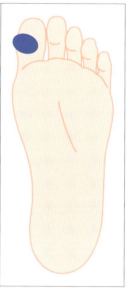

図 9.
a：強剛母趾の単純 X 線写真
b：強剛母趾における足底胼胝の好発部位のシェーマ

地面や履物との異常なコンタクトを生み出し，胼胝形成の要因となる．

A．外反母趾（図 8）

足の日常診療で最もよく出会う変形であり欧米では65歳以上の女性の3人に1人以上が外反母趾を発症しているとも言われる[12]．本邦では外反母趾とは母趾 MTP 関節で母趾が 20°以上外反した変形と定義されている．外反母趾では変形が強くなるほど第2中足骨頭下の足底負荷量が増加し[13]，胼胝が形成される．これは歩行において本来は重要な荷重と推進を担うべき母趾列の作用が外反母趾では減弱していると捉えられる．

また母趾変形に伴い母趾 IP 関節底側にも胼胝ができやすい．

B．強剛母趾（図 9）

母趾 MTP 関節の変形性関節症のことである．膝に生じる変形性関節症は一般に広く知られているが，母趾 MTP 関節にも同様の関節症が起こることはあまり知られていない．成人の2.5％に発生するとの報告[14]があり，骨性に母趾 MTP 関節の伸展可動域が強く制限される．胼胝は前述した母趾 MTP 関節伸展可動域制限の場合と同様である．

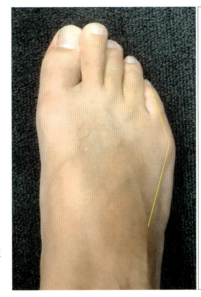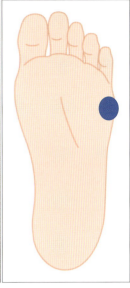

図 10.
a：内反小趾の実際の写真
b：内反小趾における足底胼胝の好発部位のシェーマ

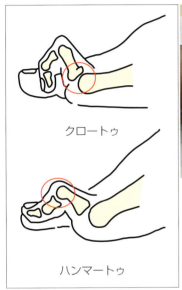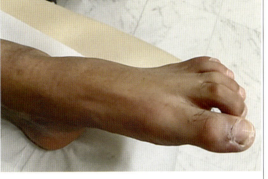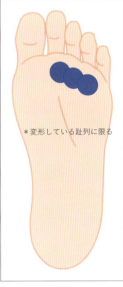

図 11.
a：クロウトゥは MTP 関節過伸展変形，ハンマートゥは PIP 関節屈曲変形
b：実際の写真
c：ハンマートゥ，クロウトゥにおける足底胼胝の好発部位のシェーマ

a｜b｜c

C．内反小趾（図 10）

第 5 趾が MTP 関節で内反した変形であり，ちょうど外反母趾と対称的な変形を呈する．角度による診断基準は厳密には定められていないが，過去の報告から内反小趾角の正常値はおおよそ 10°以下[15]と考えられ，この角度が増大した状態が内反小趾である．

5 趾 MTP 関節の外側や足底側の骨突出部に胼胝を形成しやすい．開張足を伴っていることが多くいため履物の影響を受けやすい．

D．ハンマートゥ／クロウトゥ（図 11）

母趾以外の第 2〜5 趾は lesser toe とも呼ばれる．胼胝を考える上でハンマートゥやクロウトゥは知っておきたい lessor toe 変形である．外反母趾や内反小趾が主に水平面上での横の変形であるのに対して，これらの変形は矢状面上での縦の変形が主体である．足趾を構成する各関節（MTP 関節，PIP 関節，DIP 関節）の肢位によって変形に名称がつけられており PIP 関節の屈曲変形をハンマートゥ，MTP 関節の過伸展変形をクロウトゥと呼ぶ．いずれも変形趾列の中足骨頭下の突出により足底負荷量が増加し胼胝を形成する[16]．足底負荷量との強い相関から糖尿病神経障害患者においては潰瘍形成の独立した危険因子とも考えられ

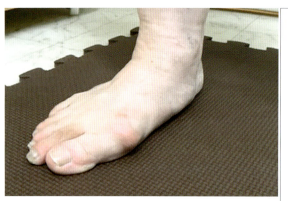
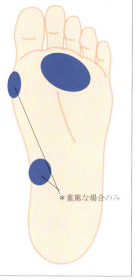

図 12.
a：扁平足の実際の写真
b：扁平足における足底胼胝
　の好発部位のシェーマ

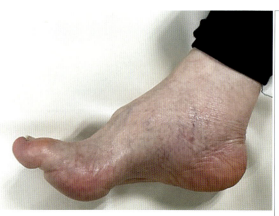
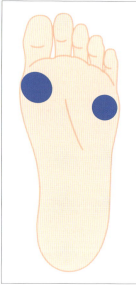

図 13.
a：凹足の実際の写真
b：凹足における足底胼胝
　の好発部位のシェーマ

ている．また趾背や趾尖部にも胼胝を形成しやすい．

E．扁平足（図 12）

足アーチの低下した状態であり，足が回内した状態である．胼胝を考えるうえでの扁平足の特徴としては，一つはアーチの頂点以外の場所へ足底負荷量が増加しやすくなること，もう一つは過度の回内により歩行における母趾列の作用（荷重と推進）が減弱することである．結果として，安定した構造体である第 2，3 中足骨頭で重心を受ける割合が増加する．このため扁平足では第 2，3 中足骨頭下に胼胝を形成しやすい．稀に本来は土踏まずがある中足部足底に胼胝を形成することがあるが，この場合は扁平足がかなり重篤であると考えられるため，一度専門家への受診を勧めるのが妥当である．

F．凹足（図 13）

足アーチの強い状態であり，足の回内が相対的に乏しく回外位を保った状態である．凹足の特徴としては，歩行に必要な回内運動が不足するため足部柔軟性が乏しく衝撃吸収不良が起こりやすいこと，また形態的問題から伸筋腱の緊張が強くクロウトゥを合併しやすいこと，などが挙げられる．足底負荷量はアーチの頂点に分布が強くなる

傾向にあり，第1中足骨頭や第5中足骨頭に胼胝を形成しやすい．またクロウトゥの合併があるとすべての趾列において中足骨頭下の胼胝が形成されやすくなる．

G．リウマチ足（図14）

リウマチは全身の関節を破壊する進行性の疾患である．病期の進行に伴い関節支持組織を障害するため関節安定性が損なわれやすく足趾の変形を生じやすい．足趾変形の形態としては，外反母趾，内反小趾，2～5趾のMTP関節脱臼などが複合的に発生し，典型例では扁平三角状変形と言われる形態を呈することが多い．

特に2～4趾のMTP関節脱臼によって変形趾列の中足骨頭は著明に突出するため胼胝を形成し疼痛も強い．皮下軟部組織の炎症性腫脹が強く胼胝自体はそれほど硬くないことも多いため処置時は注意する．

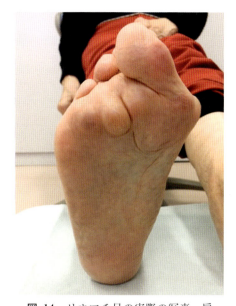

図 14． リウマチ足の実際の写真．扁平三角状変形
外反母趾やハンマートゥ・クロウトゥ，MTP関節脱臼，内反小趾，扁平足など複合的な重度変形となりやすい．

胼胝に対する免荷法

免荷とは局所の足底負荷量を免じる，または減じるものである．足の骨折における免荷とは異なり，胼胝や足潰瘍における免荷法とは当該部位の足底負荷量を少しでも減らすことが重要となる．胼胝形成においては，一歩に発生する力はさほど問題ではなく，毎日数千歩と繰り返す力の累積が問題になるためである．

このための免荷法にはフットケア，装具療法，運動療法，手術療法がある[17]．フットケアだけでは対応が困難な場合はこれらの免荷法を検討することも必要となる

1．フットケア

A．胼胝処置

胼胝を削ること自体によりその部位の足底負荷量が軽減されるため，病状に応じて定期的に行われる．

B．フェルト免荷

当該部位を約5 mm余白をとってくりぬいたフェルト材を貼付する．継続的な使用には適さないため，疼痛や皮膚障害が重度である場合の一時的対応となる．

C．その他

フェルト以外にも当該部位に当てて使用する市販の免荷素材は多い．足趾の場合はシリコン製の足趾用チューブを簡易的に被せるのも便利である．

D．履物指導

趾間や趾先部の胼胝では，履物による前方や側方からの圧迫を考える．サイズが小さいのはもちろんよくないが，大きくても足が前にずれてトゥボックスからの圧迫を受ける．また過度の回内の影響が考えられる場合は，靴のアウトソールのすり減りを必ずチェックし，問題がある時は買い替えを促す．

2．運動療法

A．アキレス腱ストレッチング

前足部足底の胼胝に対して，足関節背屈可動域制限を改善する目的で指導する．1回60秒のスタティックストレッチング（反動をつけずに持続的に伸ばす方法）を週5回行うとよい[18]．

B．歩行補助具

各種歩行補助具によって足底負荷量を減らすことができる．特に高齢者で歩容も不安定である場

合には，歩行周期における立脚期の割合が長くなり足底負荷量増加につながるため有用となる．

3．装具療法

A．インソール（足底装具）

個々の足のアライメントの補正，過度な回内のコントロール，局所の免荷，足底負荷の集中を分散など，様々な目的で作成する．履物のなかに敷いて日常的に使用することができるため患者の負担は少なく胼胝予防効果も高いため有用である．装具士の技量に依存する部分が大きいことが問題である．

B．その他

シリコンを自由な形に作成して除圧する．ハンマー／クロウトゥでは足趾の根元に趾枕として，趾間胼胝の場合は趾間の詰め物として使用する．矯正具ではないため空隙に充填して接触を予防する．

4．手術療法

変形を矯正したり，拘縮を改善する手術である．強い変形や関節可動域制限に起因した有痛性胼胝や皮膚障害が，重度かつ他の保存治療でコントロールできない場合は適応となる．腱延長術，骨切り術，関節形成術，脱臼整復術など様々な手技があり足部の状況に応じて選択する．

おわりに

胼胝形成はその患者の足や歩行の特性を表している．個々に築いてきた足や歩行の特性を変えることは容易ではないが，なぜここに胼胝ができるのかを考えることにより足の機能解剖を深く理解することができる．胼胝の治療は足を知るよい機会となる．

参考文献

1) 荻原直道：ニホンザルの二足歩行分析とシミュレーションから探る直立二足歩行の起源と進化．バイオメカニズム会誌．**38**(3)：193-199，2014.
2) 犬塚則久：「退化」の進化学　ヒトに残る進化の足跡．講談社，2006.
3) 河辺信秀：身体機能歩行動作からみた糖尿病足病変．身体機能歩行動作から見たフットケア．野村卓生，河辺信秀（編）．44-64．文光堂，2016.
4) Perry, J., Burnfield, J. M.：Gait analysis. Normal and Pathological Function. SLACK Incorporated, 1992.
5) Valmassy, R. L.：Clinical biomechanics of the lower extremities. Mosby, 1996.
6) 加倉井周一：臨床足装具学　生体工学的アプローチ．医歯薬出版，2005.
7) Morton, D. J.：The Human Foot. New York. Columbia Univercity Press, 1935.
8) Viladot, A.：Metatarsalgia due to biomechanical alterations of the forefoot. Orthop Clin North Am. **4**(1)：165-178, 1973.
9) Lavery, L. A., et al.：Ankle equinus deformity and its relationship to high plantar pressure in a large population with diabetes mellitus. J Am Podiatry Med Assoc. **92**(9)：479-482, 2002.
10) 河辺信秀ほか：糖尿病足病変における関節可動域制限および claw toe が歩行時足底圧へおよぼす影響．日下肢救済足病会誌．**7**：59-64，2015.
11) Durrant, B., et al.：Functional hallux limitus a review. J Am Podiatr Med Assoc. **99**(3)：236-243, 2009.
12) Sheree, N., et al.：Prevalence of hallux valgus in the general population：a systematic review and metaanalysis. J Foot Ankle Res. **3**(1)：6-9, 2010.
13) Wen, J., et al.：Adaptive change of foot pressure in hallux valgus patients. Gait Posture. **36**：344-349, 2012.
14) DuVries, H. L.：Surgery of the foot. 228-232, St. Louis, Mosby-Year Book, 1959.
15) Nestor, B. J., et al.：Radiologic anatomy of the painful bunionetto. Foot Ankle. **11**：6-11, 1990.
16) Bus, A. B., et al.：Elevated plantar pressures in neuropathic diabetic patients with claw/hammer toe deformity. J Biomech. **38**(9)：1918-1925, 2005.
17) 菊池恭太：糖尿病足病変における予防的手術．月刊糖尿病．**10**(6)：26-34，2018.
18) Bandy, W. D., et al.：The effect of time on static stretch on the flexibility of the hamstring muscles. Phys Ther. **74**：845-850, 1994.

ピン・ボード

第7回日本眼形成再建外科学会学術集会

日　時：2019年5月18日（土）～19日（日）
会　長：辻　英貴（がん研究会有明病院　眼科）
会　場：がん研究会吉田富三記念講堂
　　　　〒135-8550　東京都江東区有明3-8-31
テーマ：お台場で熱く眼形成を語ろう！
ホームページ：http://jsoprs7.umin.jp/
事務局：がん研究会有明病院　眼科
　　　　〒135-8550　東京都江東区有明3-8-31
　　　　TEL：03-3520-0111　FAX：03-3570-0343
運営事務局：株式会社　プロコムインターナショナル
　　　　〒135-0063　東京都江東区有明3-6-11 TFT ビル
　　　　東館9階
　　　　TEL：03-5520-8821　FAX：03-5520-8820
　　　　E-mail：jsoprs7@procomu.jp

第2回アジア太平洋瘢痕医学会
（The 2nd Congress of The Asian Pacific Society for Scar Medicine：The 2nd APSSM）
〈共同開催〉
第14回瘢痕・ケロイド治療研究会
（The 14th Meeting of The Japan Scar Workshop：The 14th JSW）

会　期：2019年11月2日（土）・3日（日）
会　場：秋葉原 UDX
　　　　〒101-0021　東京都千代田区外神田4-14-1
　　　　TEL：03-3254-8421
大会会長：
　　　　小川　令（日本医科大学　形成外科学教室）
第2回アジア太平洋瘢痕医学会会長：
　　　　Yixin Zhang（上海第九人民病院　形成外科）
　　　　小川　令（日本医科大学　形成外科学教室）
演題募集：2019年4月1日（月）12：00～6月20日（木）12：00
・全ての演題はインターネットによるオンライン登録にて受付いたします．
・詳細は学会 HP にてご確認ください．
・使用言語
　　The 2nd APSSM：抄録・発表・質疑応答とも英語
　　The 14th JSW：抄録・発表・質疑応答とも日本語
※なお，第14回瘢痕・ケロイド治療研究会の筆頭演者は，研究会会員に限りますので，非会員の方は予め入会手続きをしてください．
事前参加受付期間：
　Early Bird：2018年12月20日（木）12時～2019年6月20日（木）11時59分
　Regular：2019年6月20日（木）12時～2019年9月30日（月）11時59分
　詳細は学会 HP にてご確認ください．
URL：http://gakkai.co.jp/scar2019/ja/index.html
事務局：日本医科大学　形成外科学教室
　　　　担当：土肥輝之，赤石諭史
　　　　〒113-8603　東京都文京区千駄木1-1-5
　　　　TEL：03-5814-6208　FAX：03-5685-3076
運営事務局：株式会社学会サービス
　　　　〒150-0032　東京都渋谷区鶯谷町7-3-101
　　　　TEL：03-3496-6950　FAX：03-3496-2150
　　　　E-mail：scar2019@gakkai.co.jp

一般社団法人日本頭頸部癌学会第10回教育セミナーのご案内

　　　　　　　　一般社団法人　日本頭頸部癌学会
　　　　　　　　教育委員会委員長　佐々木　徹
　一般社団法人日本頭頸部癌学会主催第10回教育セミナーを下記の要領で開催いたしますのでご案内申し上げます．会場は「石川県立音楽堂　邦楽ホール」です．第43回日本頭頸部癌学会会場からは徒歩で3分ほどの別会場となります．第10回教育セミナーの内容は1)頭頸部癌総論，2)口腔癌(舌癌)，3)中咽頭癌と致しました．
本セミナー受講者には日本がん治療認定医機構の学術単位（3単位），日本口腔外科学会専門医制度の資格更新のための研修単位（5単位），日本耳鼻咽喉科学会専門医資格更新の学術業績・診療以外の活動実績（0.5単位）が与えられます．また，日本頭頸部外科学会主催頭頸部がん専門医申請資格の学術活動として認められますので，多数のご参加をお待ちしております．なお，日本耳鼻咽喉科学会専門医の方は必ず IC カードをお持ちください．
今回より専門医 IC カードのみでの受付となります．
セミナー当日には翌13日からの第43回日本頭頸部癌学会の受付等は行っておりません．

日　時：2019年6月12日（水）12：30～17：30（予定）
会　場：石川県立音楽堂　邦楽ホール
　　　　〒920-0856　金沢市昭和町20-1（金沢駅兼六園口）
　　　　TEL：076-232-8111（代）／FAX：076-232-8101
　　　　URL：https://ongakudo.jp/c_hall/c_hougaku/70
内　容：テーマ1. 頭頸部癌総論，テーマ2. 口腔癌（舌癌），テーマ3. 中咽頭癌
受講料：5,000円
　　　　「第10回教育セミナー」と明記の上，下記口座にお振り込みください．
　　　　郵便振替口座　00190-2-420734　一般社団法人日本頭頸部癌学会
定　員：400名（なお HP からの事前登録はいたしません．）
応募方法：原則当日受付は行いません．席に余裕がある場合には受講のみは可能としますが，いかなる理由であっても当日受付での受講修了証の発行は致しませんのでご注意ください．（詳細は学会 HP をご覧ください．
・申し込み締め切りは2019年5月31日（金）（必着）です．先着順に受付いたします．
・参加資格：特に規定はありません（ただし，一般の方は対象としておりません）．
医師以外のメディカルスタッフの方も歓迎いたします．
医学生，初期研修医，医師以外のメディカルスタッフの方は，参加費は無料ですがその場合，指導教授（医）または本学会員の証明が必要です．本学会 HP 内の案内に書式を掲載する予定です．

FAX による注文・住所変更届け

改定：2015 年 1 月

　毎度ご購読いただきましてありがとうございます.

　読者の皆様方に小社の本をより確実にお届けさせていただくために，FAX でのご注文・住所変更届けを受けつけております. この機会に是非ご利用ください.

◇ご利用方法

　FAX 専用注文書・住所変更届けは，そのまま切り離して FAX 用紙としてご利用ください. また，注文の場合手続き終了後，ご購入商品と郵便振替用紙を同封してお送りいたします. **代金が 5,000 円をこえる場合，代金引換便とさせて頂きます.** その他，申し込み・変更届けの方法は電話，郵便はがきも同様です.

◇代金引換について

　本の代金が 5,000 円をこえる場合，代金引換とさせて頂きます. 配達員が商品をお届けした際に，現金またはクレジットカード・デビットカードにて代金を配達員にお支払い下さい(本の代金＋消費税＋送料). (※年間定期購読と同時に 5,000 円をこえるご注文を頂いた場合は代金引換とはなりません. 郵便振替用紙を同封して発送いたします. 代金後払いという形になります. 送料は定期購読を含むご注文の場合は頂きません)

◇年間定期購読のお申し込みについて

　年間定期購読は，1 年分を前金で頂いておりますため，代金引換とはなりません. 郵便振替用紙を本と同封または別送いたします. 送料無料，また何月号からでもお申込み頂けます.

　毎年末，次年度定期購読のご案内をお送りいたしますので，定期購読更新のお手間が非常に少なく済みます.

◇住所変更届けについて

　年間購読をお申し込みされております方は，その期間中お届け先が変更します際，必ずご連絡下さいますようよろしくお願い致します.

◇取消，変更について

　取消，変更につきましては，お早めに FAX，お電話でお知らせ下さい.

　返品は，原則として受けつけておりませんが，返品の場合の郵送料はお客様負担とさせていただきます. その際は必ず小社へご連絡ください.

◇ご送本について

　ご送本につきましては，ご注文がありましてから約 1 週間前後とみていただきたいと思います. お急ぎの方は，ご注文の際にその旨をご記入ください. 至急送らせていただきます. 2〜3 日でお手元に届くように手配いたします.

◇個人情報の利用目的

　お客様から収集させていただいた個人情報, ご注文情報は本サービスを提供する目的(本の発送, ご注文内容の確認, 問い合わせに対しての回答等)以外には利用することはございません.

　その他，ご不明な点は小社までご連絡ください.

株式会社 全日本病院出版会　〒 113-0033 東京都文京区本郷 3-16-4-7F
電話 03(5689)5989　FAX03(5689)8030　郵便振替口座 00160-9-58753

FAX 専用注文書

形成・皮膚 1902

年　月　日

○印	PEPARS	定価(消費税8%)	冊数
	2019 年＿月～12 月定期購読(No. 145～156；年間 12 冊)(送料弊社負担)		
	PEPARS No. 135 ベーシック＆アドバンス 皮弁テクニック 増大号	5,616 円	
	PEPARS No. 123 実践！よくわかる縫合の基本講座 増大号	5,616 円	
	バックナンバー(号数と冊数をご記入ください) No.		

○印	Monthly Book Derma.	定価(消費税8%)	冊数
	2019 年＿月～12 月定期購読(No. 278～290；年間 13 冊)(送料弊社負担)		
	MB Derma. No. 275 外来でてこずる皮膚疾患の治療の極意 増大号	5,184 円	
	MB Derma. No. 268 これが皮膚科診療スペシャリストの目線！診断・検査マニュアル 増刊号	6,048 円	
	MB Derma. No. 262 再考！美容皮膚診療 増大号	5,184 円	
	バックナンバー(号数と冊数をご記入ください) No.		

○印	瘢痕・ケロイド治療ジャーナル		
	バックナンバー(号数と冊数をご記入ください) No.		

○印	書籍	定価(消費税8%)	冊数
	足育学　外来でみるフットケア・フットヘルスウェア 新刊	7,560 円	
	眼科雑誌 Monthly Book OCULISTA 創刊 5 周年記念書籍 すぐに役立つ眼科日常診療のポイント―私はこうしている―	10,260 円	
	ケロイド・肥厚性瘢痕 診断・治療指針 2018	4,104 円	
	イラストからすぐに選ぶ 漢方エキス製剤処方ガイド	5,940 円	
	実践アトラス 美容外科注入治療　改訂第 2 版	9,720 円	
	化粧医学―リハビリメイクの心理と実践―	4,860 円	
	ここからスタート！眼形成手術の基本手技	8,100 円	
	Non-Surgical 美容医療超実践講座	15,120 円	
	カラーアトラス 爪の診療実践ガイド	7,776 円	
	皮膚科雑誌 Monthly Book Derma. 創刊 20 年記念書籍 そこが知りたい 達人が伝授する日常皮膚診療の極意と裏ワザ	12,960 円	
	創傷治癒コンセンサスドキュメント―手術手技から周術期管理まで―	4,320 円	

○	書　名	定価	冊数	○	書　名	定価	冊数
	複合性局所疼痛症候群(CRPS)をもっと知ろう	4,860 円			カラーアトラス 乳房外 Paget 病―その素顔―	9,720 円	
	スキルアップ！ニキビ治療実践マニュアル	5,616 円			超アトラス眼瞼手術	10,584 円	
	見落とさない！見間違えない！この皮膚病変	6,480 円			イチからはじめる 美容医療機器の理論と実践	6,480 円	
	図説 実践手の外科治療	8,640 円			アトラスきずのきれいな治し方 改訂第二版	5,400 円	
	使える皮弁術　上巻	12,960 円			使える皮弁術　下巻	12,960 円	
	匠に学ぶ皮膚科外用療法	7,020 円			腋臭症・多汗症治療実践マニュアル	5,832 円	
	多血小板血漿(PRP)療法入門	4,860 円			目で見る口唇裂手術	4,860 円	

お名前
フリガナ
印

診療科

ご送付先
〒　－

□自宅　　□お勤め先

電話番号

□自宅
□お勤め先

バックナンバー・書籍合計
5,000 円以上のご注文
は代金引換発送になります

―お問い合わせ先―
㈱全日本病院出版会営業部
電話 03(5689)5989

FAX 03(5689)8030

FAX 03-5689-8030

全日本病院出版会行

年　　月　　日

住 所 変 更 届 け

お名前	フリガナ	
お客様番号		毎回お送りしています封筒のお名前の右上に印字されております8ケタの番号をご記入下さい。
新お届け先	〒　　　　都道府県	
新電話番号	（　　　　）	
変更日付	年　　月　　日より	月号より
旧お届け先	〒	

※ 年間購読を注文されております雑誌・書籍名に✓を付けて下さい。

☐ Monthly Book Orthopaedics （月刊誌）

☐ Monthly Book Derma. （月刊誌）

☐ 整形外科最小侵襲手術ジャーナル （季刊誌）

☐ Monthly Book Medical Rehabilitation （月刊誌）

☐ Monthly Book ENTONI （月刊誌）

☐ PEPARS （月刊誌）

☐ Monthly Book OCULISTA （月刊誌）

FAX 03-5689-8030

全日本病院出版会行

Monthly Book Derma. 創刊 20 周年記念書籍

そこが知りたい 達人が伝授する
日常皮膚診療の極意と裏ワザ

■編集企画：**宮地 良樹**
（滋賀県立成人病センター病院長／京都大学名誉教授）
B5 判　オールカラー　2016 年 5 月発行
定価（本体価格：12,000 円＋税）　380 ページ
ISBN：978-4-86519-218-6 C3047

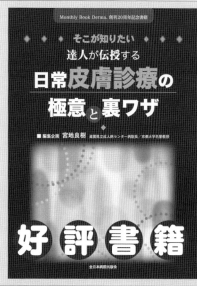

おかげをもちまして創刊 20 周年！
"そこが知りたい" を詰め込んだ充実の一書です!!

新薬の使い方や診断ツールの使いこなし方を分かりやすく解説し，日常手を焼く疾患の治療法の極意を各領域のエキスパートが詳説．「押さえておきたいポイント」を各項目ごとにまとめ，大ボリュームながらもすぐに目を通せる，診療室にぜひ置いておきたい一書です．

目次

Ⅰ．話題の新薬をどう使いこなす？
1. BPO 製剤 …………………………………………… 吉田　亜希ほか
2. クレナフィン® ……………………………………… 渡辺　晋一
3. ドボベット® ………………………………………… 安部　正敏
4. 抗 PD-1 抗体 ………………………………………… 中村　泰大ほか
5. スミスリン®ローション …………………………… 石井　則久
6. グラッシュビスタ® ………………………………… 古山　登隆

Ⅱ．新しい診断ツールをどう生かす？
1. ダーモスコピー
　a）掌蹠の色素性病変診断アルゴリズム ………… 皆川　茜ほか
　b）脂漏性角化症，基底細胞癌の診断ツールとして … 貞安　杏奈ほか
　c）疥癬虫を見つける ……………………………… 和田　康夫
　d）トリコスコピーで脱毛疾患を鑑別する ……… 乾　重樹
2. Ready-to-use のパッチテストパネル活用法 …… 伊藤　明子

Ⅲ．最新の治療活用法は？
1. ターゲット型エキシマライトによる治療 ……… 森田　明理
2. 顆粒球吸着療法 …………………………………… 金蔵　拓郎
3. 大量γグロブリン療法
　―天疱瘡に対する最新の治療活用法は？ ……… 青山　裕美
4. 新しい乾癬生物学的製剤 ………………………… 大槻マミ太郎

Ⅳ．ありふれた皮膚疾患診療の極意
1. 浸軟した趾間白癬の治療のコツ ………………… 常深祐一郎
2. 真菌が見つからない空白癬診断の裏ワザ ……… 常深祐一郎
3. 特発性蕁麻疹治療―増量の裏ワザ ……………… 谷崎　英昭
4. 蕁麻疹寛解後いつまで抗ヒスタミン薬を内服すべきか … 田中　暁生
5. アトピー性皮膚炎のプロアクティブ療法 ……… 中原　剛士
6. 母親の心を動かすアトピー性皮膚炎治療 ……… 加藤　則人
7. 帯状疱疹関連治療のコツ ………………………… 渡辺　大輔
8. 爪扁平苔癬と爪乾癬の鑑別 ……………………… 遠藤　幸紀

Ⅴ．新しい皮膚疾患の診療
1. ロドデノール誘発性脱色素斑 …………………… 鈴木加余子ほか
2. 分子標的薬による手足症候群 …………………… 松村　由美
3. イミキモドの日光角化症フィールド療法 ……… 出月　健夫
4. 日本紅斑熱と牛肉アレルギーの接点 …………… 千貫　祐子ほか

Ⅵ．手こずる皮膚疾患の治療法―いまホットなトピックは？
1. 病状が固定した尋常性白斑 ……………………… 谷岡　未樹
2. 多発する伝染性軟属腫 …………………………… 馬場　直子
3. 急速に進行する円形脱毛症 ……………………… 大日　輝記

4. 凍結療法に反応しない足底疣贅 ………………… 石地　尚興
5. 尋常性痤瘡のアドヒアランス向上法 …………… 島田　辰彦
6. テトラサイクリンに反応しない酒皶 …………… 大森　遼子ほか
7. メスを使わない陥入爪・巻き爪の治療法 ……… 原田　和俊
8. 掌蹠多汗症は治せる ……………………………… 横関　博雄
9. 痛みと抗菌を考えた皮膚潰瘍のドレッシング材活用法 … 門野　岳史ほか
10. 伝染性膿痂疹―耐性菌を考えた外用薬選択法 … 白濱　茂穂
11. IgA 血管炎（Henoch-Schönlein）
　　―紫斑以外に症状のないときの治療法は？ …… 川上　民裕
12. 糖尿病患者の胼胝・鶏眼治療は？ ……………… 中西　健史

Ⅶ．変容しつつある治療の「常識」
1. 褥瘡患者の体位変換は考えもの？ ……………… 磯貝　善蔵
2. アトピー患者は汗をかいたほうがいい？ ……… 室田　浩之
3. スキンケアで食物アレルギーが防げる？ ……… 猪又　直子
4. フィラグリンを増やせばアトピーがよくなる？ … 大塚　篤司
5. 保湿剤で痒疹が改善する？ ……………………… 宇都宮綾乃ほか
6. 肝斑にレーザーは禁物？ ………………………… 葛西健一郎
7. 小児剣創状強皮症にシクロスポリンが効く？ … 天日　桃子ほか
8. 下腿潰瘍の治療は外用より弾性ストッキングのほうが重要？ … 藤澤　章弘
9. 皮膚科医に診断できる関節症性乾癬とは？ …… 山本　俊幸
10. 一次刺激性接触皮膚炎の本態は？ ……………… 川村　龍吉
11. 長島型掌蹠角化症は意外に多い？ ……………… 椛島　健治
12. 菌状息肉症はアグレッシブに治療しないほうがいい？ … 菅谷　誠
13. 脂腺母斑に発生する腫瘍は基底細胞癌ではない？ … 竹之内辰也
14. 扁平母斑とカフェオレ斑―日本と海外の認識の違いは？ … 伊東　慶悟
15. 帯状疱疹で眼合併症の有無を予見するには？ … 浅田　秀夫

TOPICS
1. 乳児血管腫に対するプロプラノロール内服治療 … 倉持　朗
2. 乾癬治療薬として公知申請に向け動き出したメトトレキサート … 五十嵐敦之
3. 帯状疱疹ワクチン開発の現況 …………………… 渡辺　大輔
4. 日本人の肌の色を決定する遺伝子は？ ………… 阿部　優子ほか
5. IgG4 関連疾患 ……………………………………… 多田　弥生ほか
6. ジェネリック外用薬の問題点 …………………… 大谷　道輝
7. 好酸球性膿疱性毛包炎―日本の現状は？ ……… 野村　尚史
8. 足底メラノーマは汗腺由来？ …………………… 岡本奈都子
9. がん性皮膚潰瘍臭改善薬―メトロニダゾールゲル … 渡部　一宏

　（株）全日本病院出版会

〒113-0033　東京都文京区本郷 3-16-4
TEL：03-5689-5989　FAX：03-5689-8030
http://www.zenniti.com

PEPARS

2007 年
No. 14 縫合の基本手技 増大号
編集/山本有平

2011 年
No. 51 眼瞼の退行性疾患に対する眼形成外科手術 増大号
編集/村上正洋・矢部比呂夫

2012 年
No. 62 外来で役立つ にきび治療マニュアル
編集/山下理絵

2013 年
No. 75 ここが知りたい！顔面の Rejuvenation
―患者さんからの希望を中心に― 増大号
編集/新橋 武
No. 78 神経修復法―基本知識と実践手技―
編集/柏 克彦
No. 81 フィラーの正しい使い方と合併症への対応
編集/征矢野進一
No. 82 創傷治療マニュアル
編集/松崎恭一
No. 84 乳房再建術 update
編集/酒井成身

2014 年
No. 86 爪―おさえておきたい治療のコツ―
編集/黒川正人
No. 87 眼瞼の美容外科 手術手技アトラス 増大号
編集/野平久仁彦
No. 89 口唇裂初回手術
―最近の術式とその中期的結果―
編集/杠 俊介
No. 91 イチから始める手外科基本手技
編集/高見昌司
No. 92 顔面神経麻痺の治療 update
編集/田中一郎
No. 93 皮弁による難治性潰瘍の治療
編集/亀井 讓
No. 95 有茎穿通枝皮弁による四肢の再建
編集/光嶋 勲
No. 96 口蓋裂の初回手術マニュアル
―コツと工夫―
編集/土佐泰祥

2015 年
No. 97 陰圧閉鎖療法の理論と実際
編集/清川兼輔

No. 98 臨床に役立つ 毛髪治療 update
編集/武田 啓
No. 99 美容外科・抗加齢医療
―基本から最先端まで― 増大号
編集/百束比古
No. 100 皮膚外科のための
皮膚軟部腫瘍診断の基礎 臨時増大号
編集/林 礼人
No. 101 大腿部から採取できる皮弁による再建
編集/大西 清
No. 103 手足の先天異常はこう治療する
編集/福本恵三
No. 104 これを読めばすべてがわかる！骨移植
編集/上田晃一
No. 105 鼻の美容外科
編集/菅原康志
No. 106 thin flap の整容的再建
編集/村上隆一
No. 107 切断指再接着術マニュアル
編集/長谷川健二郎
No. 108 外科系における PC 活用術
編集/秋元正宇

2016 年
No. 109 他科に学ぶ形成外科に必要な知識
―頭部・顔面編―
編集/吉本信也
No. 110 シミ・肝斑治療マニュアル
編集/山下理絵
No. 111 形成外科領域におけるレーザー・光・
高周波治療 増大号
編集/河野太郎
No. 112 顔面骨骨折の治療戦略
編集/久徳茂雄
No. 113 イチから学ぶ！頭頸部再建の基本
編集/橋川和信
No. 114 手・上肢の組織損傷・欠損 治療マニュアル
編集/松村 一
No. 115 ティッシュ・エキスパンダー法 私の工夫
編集/梶川明義
No. 116 ボツリヌストキシンによる美容治療 実践講座
編集/新橋 武
No. 117 ケロイド・肥厚性瘢痕の治療
―我が施設(私)のこだわり―
編集/林 利彦
No. 118 再建外科で初心者がマスターすべき
10 皮弁
編集/関堂 充

バックナンバー一覧

No. 119　慢性皮膚潰瘍の治療
　　　　　編集／舘　正弘
No. 120　イチから見直す植皮術
　　　　　編集／安田　浩

2017 年
No. 121　他科に学ぶ形成外科に必要な知識
　　　　　─四肢・軟部組織編─
　　　　　編集／佐野和史
No. 122　診断に差がつく皮膚腫瘍アトラス
　　　　　編集／清澤智晴
No. 123　実践！よくわかる縫合の基本講座　増大号
　　　　　編集／菅又　章
No. 124　フェイスリフト　手術手技アトラス
　　　　　編集／倉片　優
No. 125　ブレスト・サージャリー　実践マニュアル
　　　　　編集／岩平佳子
No. 126　Advanced Wound Care の最前線
　　　　　編集／市岡　滋
No. 127　How to 局所麻酔＆伝達麻酔
　　　　　編集／岡崎　睦
No. 128　Step up!マイクロサージャリー
　　　　　─血管・リンパ管吻合，神経縫合応用編─
　　　　　編集／稲川喜一
No. 129　感染症をもっと知ろう！
　　　　　─外科系医師のために─
　　　　　編集／小川　令
No. 130　実践リンパ浮腫の治療戦略
　　　　　編集／古川洋志
No. 131　成長に寄り添う私の唇裂手術
　　　　　編集／大久保文雄
No. 132　形成外科医のための皮膚病理講座にようこそ
　　　　　編集／深水秀一

2018 年
No. 133　頭蓋顎顔面外科の感染症対策
　　　　　編集／宮脇剛司
No. 134　四肢外傷対応マニュアル
　　　　　編集／竹内正樹
No. 135　ベーシック＆アドバンス
　　　　　皮弁テクニック　増大号
　　　　　編集／田中克己

No. 136　機能に配慮した頭頸部再建
　　　　　編集／櫻庭　実
No. 137　外陰部の形成外科
　　　　　編集／橋本一郎
No. 138　"安心・安全"な脂肪吸引・脂肪注入
　　　　　マニュアル
　　　　　編集／吉村浩太郎
No. 139　義眼床再建マニュアル
　　　　　編集／元村尚嗣
No. 140　下肢潰瘍・下肢静脈瘤へのアプローチ
　　　　　編集／大浦紀彦
No. 141　戦略としての四肢切断術
　　　　　編集／上田和毅
No. 142　STEP UP! Local flap
　　　　　編集／中岡啓喜
No. 143　顔面神経麻痺治療のコツ
　　　　　編集／松田　健
No. 144　外用薬マニュアル
　　　　　─形成外科ではこう使え！─
　　　　　編集／安田　浩

2019 年
No. 145　患児・家族に寄り添う血管腫・脈管奇形の医療
　　　　　編集／杠　俊介

各号定価 3,000 円＋税．ただし，増大号：No. 14, 51,
75, 87, 99, 100, 111 は定価 5,000 円＋税，No. 123, 135
は 5,200 円＋税．
在庫僅少品もございます．品切の際はご容赦ください．
　　　　　　　　　　　　　　　（2019 年 2 月現在）
本頁に掲載されていないバックナンバーにつきまし
ては，弊社ホームページ（http://www.zenniti.com）
をご覧下さい．

click

| 全日本病院出版会 | 検索 |

全日本病院出版会　公式 twitter !!

弊社の書籍・雑誌の新刊情報，または好評書のご案内
を中心に，タイムリーな情報を発信いたします．
全日本病院出版公式アカウント（@zenniti_info）を
是非ご覧下さい !!

2019 年　年間購読　受付中！
年間購読料　41,256 円（消費税 8％込）（送料弊社負担）
（通常号 11 冊，増大号 1 冊：合計 12 冊）

次号予告

美容医療の安全管理と
トラブルシューティング

No.147（2019年3月増大号）

編集／福岡大学教授　　　　　　大慈弥裕之

Ⅰ. 各種治療の安全管理とトラブルシューティング

ナノ秒レーザー/ピコ秒レーザー
　　　　　　　　　　　　……河野　太郎ほか
＜コメント＞
レーザーを使ってはいけない皮膚疾患
　　　　　　　　　　　　……山田　秀和
IPLによるリジュビネーション治療に
　おける問題点と解決策………根岸　　圭
脱毛レーザー……………木下　浩二ほか
フラクショナルレーザー……大城　貴史ほか
高周波（RF）治療の合併症と回避法
　　　　　　　　　　　　……石川　浩一
ヒアルロン酸注入………………古山　登隆
＜コメント＞
ヒアルロン酸注入治療の安全対策および
　事故対処マニュアル…………西田　美穂ほか
ボツリヌス毒素製剤使用の安全性と
　トラブルシューティング……青木　　律

脂肪注入…………………………市田　正成
PRP療法の安全管理とトラブル
　シューティング………………楠本　健司
安全にスレッドリフトを行うために
　　　　　　　　　　　　……鈴木　芳郎
合併症を避けるための顔面解剖…牧野　太郎
非吸収性フィラー注入後遺症の
　診断と治療……………………野本　俊一ほか

Ⅱ. 安全な美容医療を行うための必須事項

美容医療材料・機器のための制度設計
　　　　　　　　　　　　……秋野　公造
広告規制と美容医療……………青木　　律
特定商取引法と美容医療………石原　　修
再生医療法と美容医療…………水野　博司
美容医療と訴訟…………………峰村　健司ほか

編集顧問：	栗原邦弘　中島龍夫	
	百束比古　光嶋　勲	
編集主幹：	上田晃一　大阪医科大学教授	
	大慈弥裕之　福岡大学教授	
	小川　令　日本医科大学教授	

No.146　編集企画：
　菊池　守　下北沢病院院長

PEPARS　No.146

2019年2月10日発行（毎月1回10日発行）

定価は表紙に表示してあります.

Printed in Japan

発行者　　末 定 広 光
発行所　　株式会社　全日本病院出版会
〒113-0033　東京都文京区本郷3丁目16番4号
　電話（03）5689-5989　Fax（03）5689-8030
　郵便振替口座 00160-9-58753

印刷・製本　三報社印刷株式会社　　　電話（03）3637-0005
広告取扱店　㈱日本医学広告社　　　　電話（03）5226-2791

© ZEN・NIHONBYOIN・SHUPPANKAI, 2019

・本誌に掲載する著作物の複製権・翻訳権・上映権・譲渡権・公衆送信権（送信可能化権を含む）は株式会社
　全日本病院出版会が保有します.
・**JCOPY** ＜（社）出版者著作権管理機構　委託出版物＞
　本誌の無断複写は著作権法上での例外を除き禁じられています. 複写される場合は, そのつど事前に, （社）出
　版者著作権管理機構（電話 03-5244-5088, FAX 03-5244-5089, e-mail: info@jcopy.or.jp）の許諾を得てくだ
　さい.
・本誌をスキャン, デジタルデータ化することは複製に当たり, 著作権法上の例外を除き違法です. 代行業者等
　の第三者に依頼して同行為をすることも認められておりません.